Dr. med. Reinhard Schneiderhan

Schmerzfrei daheim & im Büro

Alle Rechte vorbehalten.

Kein Teil dieses Ratgeberbuchs oder einer angeschlossenen Website darf ohne Erlaubnis des Verlags reproduziert oder weitervermittelt werden, weder auf elektronischem oder mechanischem Weg, weder durch Fotokopieren oder Aufzeichnen oder irgendein Informations- oder Speichersystem.

Sämtliche Empfehlungen, Ratschläge, Tipps und Vorschläge in diesem Buch wollen nicht den Rat oder die Empfehlung einer Ärztin oder eines Arztes bzw. einer im Gesundheitswesen professionell tätigen Person oder Behörde ersetzen. Sie sind nur als Information gedacht und ersetzen in keinem Fall die Konsultation eines Arztes.

SCHMERZFREI DAHEIM & IM BÜRO

© 2010 by Klaus Oberbeil Verlag

1. Auflage 2010

ISBN 978-3-9813597-0-1

Cover Design: Holger Kretschmann
Satz: Fotosatz Kretschmann GmbH, 83043 Bad Aibling
Druck und Bindung: DELO tiskarna, Ljubljana, Slowenien
Fotos: Barmer, Technikerkrankenkasse, fotolia, Dr. Schneiderhan, Bridgestone

Gedruckt auf recyclebarem Papier

Dr. med. Reinhard Schneiderhan

SCHMERZFREI DAHEIM & IM BÜRO

Der schnelle Weg zum gesunden Rücken

Inhalt

- **DER LANGE WEG ZUM AUFRECHTEN GANG** 11
    - Es begann vor zwei Millionen Jahren 13

- **UNSERE WIRBELSÄULE: EIN WUNDER DER NATUR** 17
    - Interessantes über unser Rückgrat 18
    - Elegante Formen 19
    - 33 Wirbel geben uns Halt 20
    - Unser Rückgrat besteht aus einer Reihe sensibler Wirbel 20
    - Weitere Wirbel 22
    - Runter mit dem Übergewicht 24
    - Woraus unsere Wirbel bestehen 25
    - Verletzliche Wirbelkörper 27
    - Stabil und beweglich 28
    - Gute Körperhaltung ohne Schmerzen 29
    - Aufklärung ist nötig 30
    - Wenn den Wirbeln Wasser fehlt 31
    - Durstige Bandscheiben 32
    - Schaltstation Rückenmark 34
    - Sehnen & Bänder 35
    - Unsere Rückenmuskeln 35
    - Noch mehr Wissenswertes über Sehnen & Bänder 37

Polsternde Hyaluronsäure 39

Unsere Wirbelsäule: ein kompliziertes Gebilde 41

VOLKSKRANKHEIT RÜCKENSCHMERZEN 43

Immer mehr Krankschreibungen 44

Rückenschmerzen meist berufsbedingt 44

Unser Feind, der Bildschirm 45

WIE SCHMERZEN ENTSTEHEN 47

Auf Schmerzen programmiert 49

Schmerzsubstanzen 50

Wenn Schmerzen chronisch werden 52

Telefonleitung in die Bandscheibe 53

Muskelbelastungen sind Schuld 55

Genetische Mutationen 56

Dauerbombardement 57

Besonders anfällig: Hals- und Lendenwirbel 58

Ischias, Hexenschuss & Bandscheibenvorfall 59

Wissenswertes über den Bandscheibenvorfall 63

RÜCKENSCHMERZEN: GEFAHREN & RISIKEN 66

Wo Risiken sitzen und Gefahren lauern 67

Was man im Auto alles falsch machen kann 68

Erhöhte Belastung der Wirbelsäule 69

Der ideale Autositz 70

Tipps fürs Autofahren 70

Mach mal Pause 71

- DAS RICHTIGE BETTZEUG AUSWÄHLEN 73
  - Der ideale Lattenrost 74

- BÜRO & COMPUTER: ANGRIFF AUF DIE WIRBELSÄULE 78
  - Erst mal richtig stehen und gehen lernen 79
  - Meine besten Tipps 81
  - Ratschläge für ideale Büromöbel 82
  - Das Büro als Fitnessstudio 84

- RÜCKENFALLE HAUSHALT 87
  - Tipps für daheim 88

- SPORT & RÜCKEN 91
  - Muskeln als Individuen 93
  - Rückengymnastik – aber richtig 94
  - 10 Rückentipps für Zuhause 98
  - Mentaltraining gegen Verspannungen 99
  - Wann zum Arzt? 103

- DIE NEUESTEN THERAPIEN BEI RÜCKENLEIDEN 104

  Untersuchung und Diagnose 104

  Schmerzbehandlung mit Medikamenten 107

  Arzneimittel gegen Schmerzen 108

  Unterstützende Physiotherapie 109

- HILFE DURCH MINIMAL-INVASIVE EINGRIFFE 110

  Der Mikro-Trokar 110

  Mikroskopische Laminotomie 112

  Mikrolaserbehandlung 113

  Epidurale Wirbelsäulenkathetertechnik 114

  Hitzesondenbehandlung 115

  Botulinum-Toxin gegen Schmerzen 116

  Müssen Bandscheibenpatienten unbedingt unters Messer? 117

- DIE WICHTIGSTEN BIOSTOFFE FÜR UNSER SKELETT 118

Nützliche Adressen 126

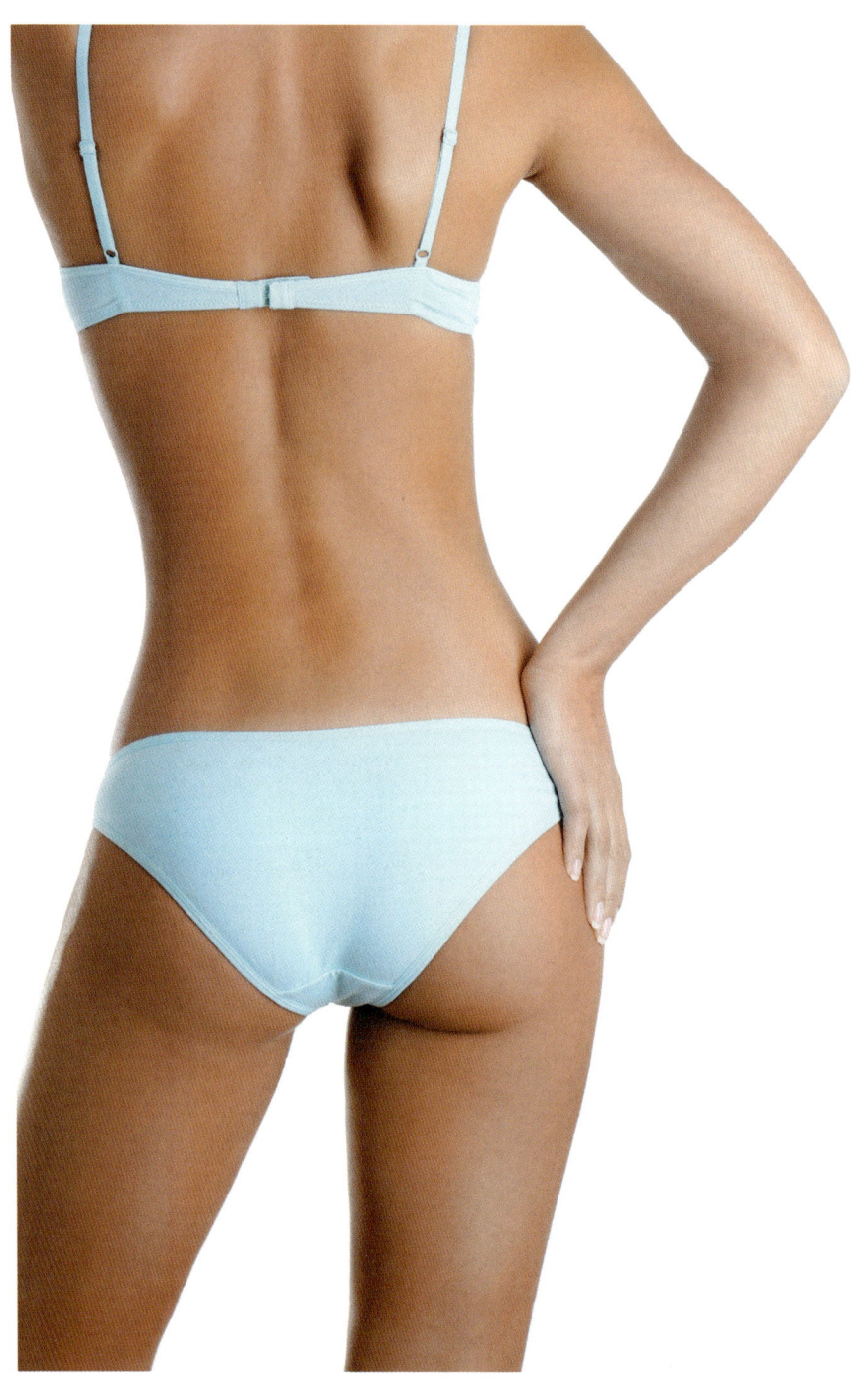

VORWORT

Ein wohlgeformter, gerader Rücken ist ein Geschenk der Natur an jeden einzelnen von uns. Dafür sorgen spezielle Gene, die im Laufe unseres Wachstums Wirbelkörper, Bandscheiben, Muskeln und Sehnen formen und für die feinen Krümmungen der Wirbelsäule sorgen. Auch wenn mit zunehmendem Alter, durch Übergewicht oder falsche Sitzhaltung die Idealform des Rückgrats verloren gehen mag – die genetische Veranlagung für einen attraktiven Körper steckt dennoch in jedem von uns immer noch drin.

Unser Gehirn steuert mit Hilfe von Nervenreizsignalen und Hormonen alle unsere Stoffwechselfunktionen. Herz und Kreislauf sorgen für einen gesunden Blutfluss und somit für die Nährstoffversorgung aller unserer rund 70 Billionen Körperzellen. Muskeln vermitteln die nötige Dynamik im Alltag, das Immunsystem schützt uns vor unerwünschten Krankheitserregern wie Bakterien, Viren, Pilzen, Keimen und anderen pathogenen Mikroben. Unsere Wirbelsäule aber ist es, die uns Körpergefühl vermittelt, physisches Selbstbewusstsein, das positive Empfinden, aufrecht und kräftig durchs Leben zu gehen und uns im Alltag zu behaupten.

In meiner Praxis, bei der Behandlung von nahezu 100.000 Rückenpatienten, stelle ich immer wieder betroffen fest, wie nachlässig Menschen gerade mit ihrer Wirbelsäule umgehen. Viele leiden unter Haltungsfehlern, unter oft unerträglichen Schmerzen. Bei zahlreichen Frauen und Männern sinken Selbstwertgefühl und Selbstvertrauen nur deshalb, weil sie aus ihrem geschwächten Rückgrat keine Kraft mehr beziehen. Sie fühlen sich schwach, dem Alltag nicht mehr gewachsen, versagen in Beruf oder Partnerschaft, verhalten sich defensiv in Stresssituationen, gehen Konflikten aus dem Weg. Dies muss nicht sein!

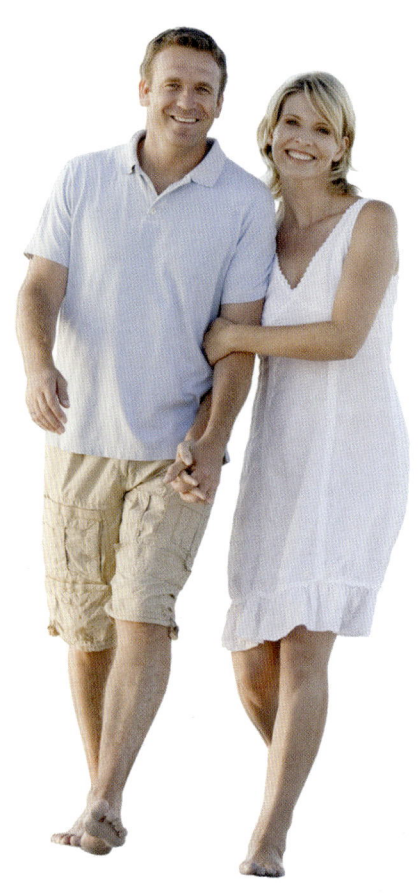

Fit und glücklich ohne Schmerzen

Denn es ist ein genetisches Versprechen der Natur, dass jeder Mensch einen wohlgeformten Rücken haben und schmerzfrei leben kann. Einfache Übungen und Verhaltenstipps führen uns schon in wenigen Tagen zu der Erkenntnis: »Meine Haltung bessert sich, meine Rückenschmerzen lassen nach, ich fühle mich körperlich und mental leistungsfähiger – für mich beginnt ein neues Leben«.

Meine Motto im Umgang mit Rückenpatienten lautet: »Jedem kann geholfen werden.« Dieses Ratgeberbuch basiert auf der Erfahrung mit sehr vielen Betroffenen, es zeigt die schlimmsten »Rückensünden« auf, erklärt die Ursache von Haltungsfehlern, gibt Tipps für eine gesunde Wirbelsäule. Echte Lebenshilfe also auf dem Weg in eine schmerzfreie Zukunft.

Biologische Evolution:

DER LANGE WEG ZUM AUFRECHTEN GANG

Dürfen Wirbelsäulen träumen? Von uralten Zeiten? Als sie noch im Rücken eines Schimpansen hurtig in die höchsten Baumkronen von Dschungelbäumen kletterten? Sich glücklich von Ast zu Ast schwangen, wieder auf dem Waldboden landeten, durch Steppengras hüpften und sprangen, so wie es ihrer genetischen Aufgabe entsprach?

Darf man es einer Wirbelsäule verübeln, wenn sie schmerzt, nachdem sie einen Vormittag lang gekrümmt vor einem Bildschirm verharrte? Wenn sie geschwächt und schief schwere Einkaufstüten heben oder in den 3. Stock tragen muss, auf ungesunden Matratzen schlafen, sich immer wieder verdreht hinters Lenkrad eines Autos klemmen muss?

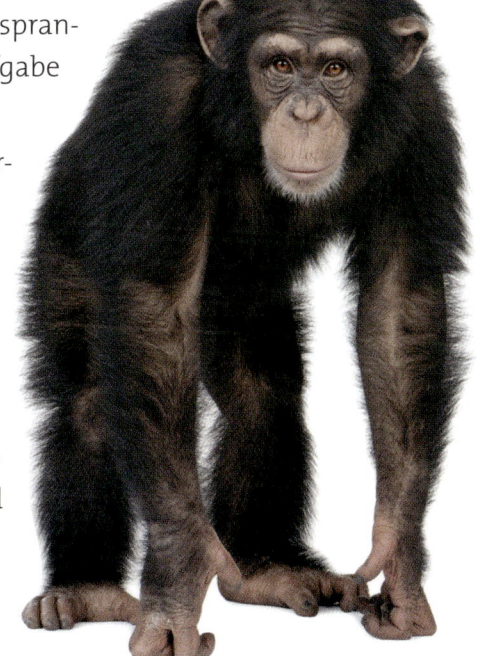

Unser Urahn, der Schimpanse

Kein Wunder, dass es in Deutschland

- rund 11 Millionen Menschen gibt, die ständig oder zeitweise unter oft quälenden Rückenschmerzen leiden.
- Dass Rückenleiden für unser medizinisches Versorgungssystem Kostenfaktor Nr. 1 sind, mit jährlich 75 Millionen ausgefallenen Arbeitstagen.
- Auf Erkrankungen des Muskel-Skelett-Systems entfallen laut Gesundheitsreport der DAK von 2010 mehr als ein Fünftel, nämlich 21 Prozent aller Krankschreibungen, Rückenbeschwerden sind gleichzeitig häufigste Ursache für medizinische Rehabilitationsleistungen.
- Laut einer Statistik der Kassenärztlichen Bundesvereinigung werden in Deutschland pro Jahr etwa 2,3 Milliarden Euro für Schmerzmittel, bzw. Arzneimittel gegen Entzündungen, Rückenverspannungen usw. ausgegeben.
- Die Gesamtkosten für Vorsorge und Behandlung von Rückenschmerzen bzw. -leiden, einschließlich physiotherapeutischer Maßnahmen, chirurgischer Eingriffe, Endoprothesen, Reha-Maßnahmen, Krankschreibungen usw. summieren sich in Deutschland pro Jahr auf etwa 22 Milliarden Euro.

Unsere von der Natur so perfekt konstruierte Wirbelsäule entwickelt sich unter dem Einfluss schädlicher Einflüsse wie Bewegungs- und Schlafmangel, Mangelernährung, Fehlbelastung usw. zum Verursacher von Befindlichkeitsstörungen, Beschwerden und Krankheiten. Wo sie doch eigentlich – gemäß ihrer genetischen Aufgabe – unseren Körper vor derlei Beeinträchtigungen schützen sollte.

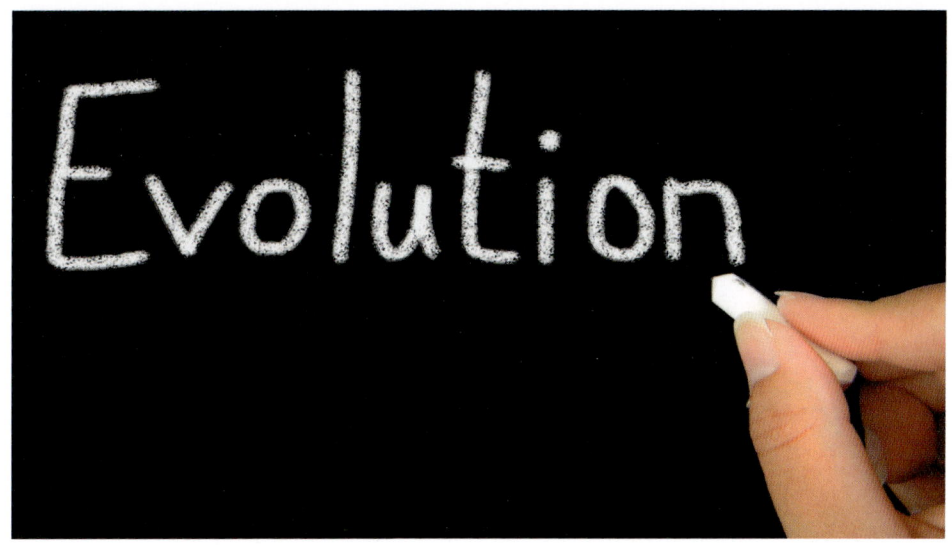

ES BEGANN VOR ZWEI MILLIONEN JAHREN

Damals entstanden die ersten Mitglieder der menschlichen Familie, wie z. B. der Homo habilis aus dem heutigen Kenia, der auf zwei Beinen stehen und bis zu 1,60 Meter groß werden konnte. Im Vergleich zu anderen menschenähnlichen Wesen, die allesamt noch fellähnlich behaart und wie Tiere in Wäldern und Steppen hausten, wuchs sein Gehirn schon etwa auf die Hälfte unseres heutigen Menschengehirns, auf eine Größe von etwa 750 Kubikzentimeter. Dies bedeutete freilich nicht, dass dieser Homo-Typ größere mentale Fähigkeiten aufwies. Ein größerer Körper erfordert schließlich mehr Neuronen für die Überwachung und Kontrolle aller Aktivitäten. Was aber entscheidend ist: Mehr Gehirnmasse im Vergleich zur Körpermasse kennzeichnet die relative Zunahme von Gehirn- und Nervenzellen. Und damit begann – genau genommen – schon so langsam die Leidenszeit unserer modernen Wirbelsäule.

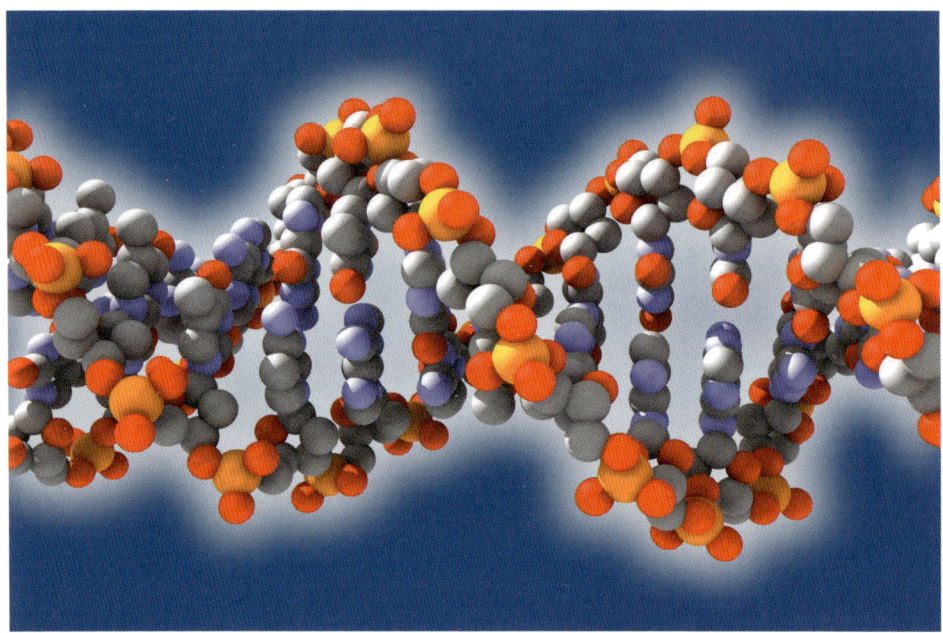
Gene entscheiden über unsere Gesundheit

Denn mit dem geschärften Verstand besann sich unser Vorgänger auf verfeinerte Methoden bei Jagd und Futtersuche. Gene mutierten über viele Generationen hinweg und verhalfen dem Homo habilis zu aufrechter Haltung und einer Fortbewegung auf zwei Beinen. Dies machte ihn Tieren seiner Umgebung überlegen. Nach und nach entwickelte sich der weit greifende Schritt, mit Beinen, Füßen, Hüfte, Becken und Wirbelsäule in der idealen vertikalen Schwerpunktlinie.

Daraus entstand ein weiterer Vorteil: Der Körper musste beim Gehen oder Stehen wenig Muskelkraft aufwenden, im Gegensatz zu Affen oder anderen Säuge- oder Wirbeltieren, die nur hin und wieder auf zwei Beinen stehen, über keinen Hüftgürtel oder Beine verfügen, mit deren Hilfe sie aufrecht stehen und laufen können. Diese Tiere benötigen einen erhöhten Kraftaufwand, um jeweils aus dem Vierbeinstand in aufrechte Haltung zu gelangen. Auf zwei Beinen konnte man auch längere Distanzen bewältigen, außerdem blieben die Hände frei, um irgendwann Waffen oder Werkzeug zu tragen.

Was jedoch bis auf den heutigen Tag geblieben ist, ist der verhältnismäßig zierliche Aufbau der Körpermitte mit schmaler Hüfte und beweglichen Wirbeln, der es den Schimpansen, also unseren Urahnen, überhaupt erst ermöglicht hatte, auf schwankenden Baumästen zu stehen und die Balance zu halten. Genau diese Entwicklung unseres Rückgrats hat über Jahrmillionen oder Hunderttausende von Jahren hinweg mit der vergleichsweise stürmischen genetischen Entwicklung zum Menschen hin nicht Schritt gehalten. Und genau hier, speziell im Bereich der zarten Hals- und Lendenwirbel, liegt die Schwachstelle in der genetischen Evolution vom Affen bis hin zum Menschen. Da waren die Anpassungs-Gene in ihrer Entwicklung einfach zu langsam. Die Ursache dafür, weshalb Millionen Menschen unter oft unerträglichen Rückenschmerzen leiden. Freilich konnten die Bandscheiben-Gene seinerzeit nicht ahnen, dass der Mensch sein Leben irgendwann bevorzugt im Auto oder im Fernsehsessel verbringen und jeden Höhenmeter möglichst mit Aufzug oder Rolltreppe bewältigen würde.

Der moderne Mensch: zurück zum gekrümmten Rücken

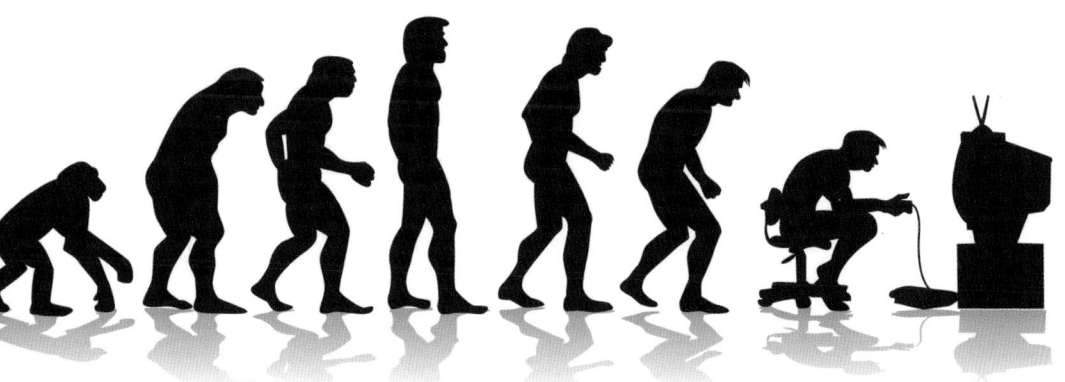

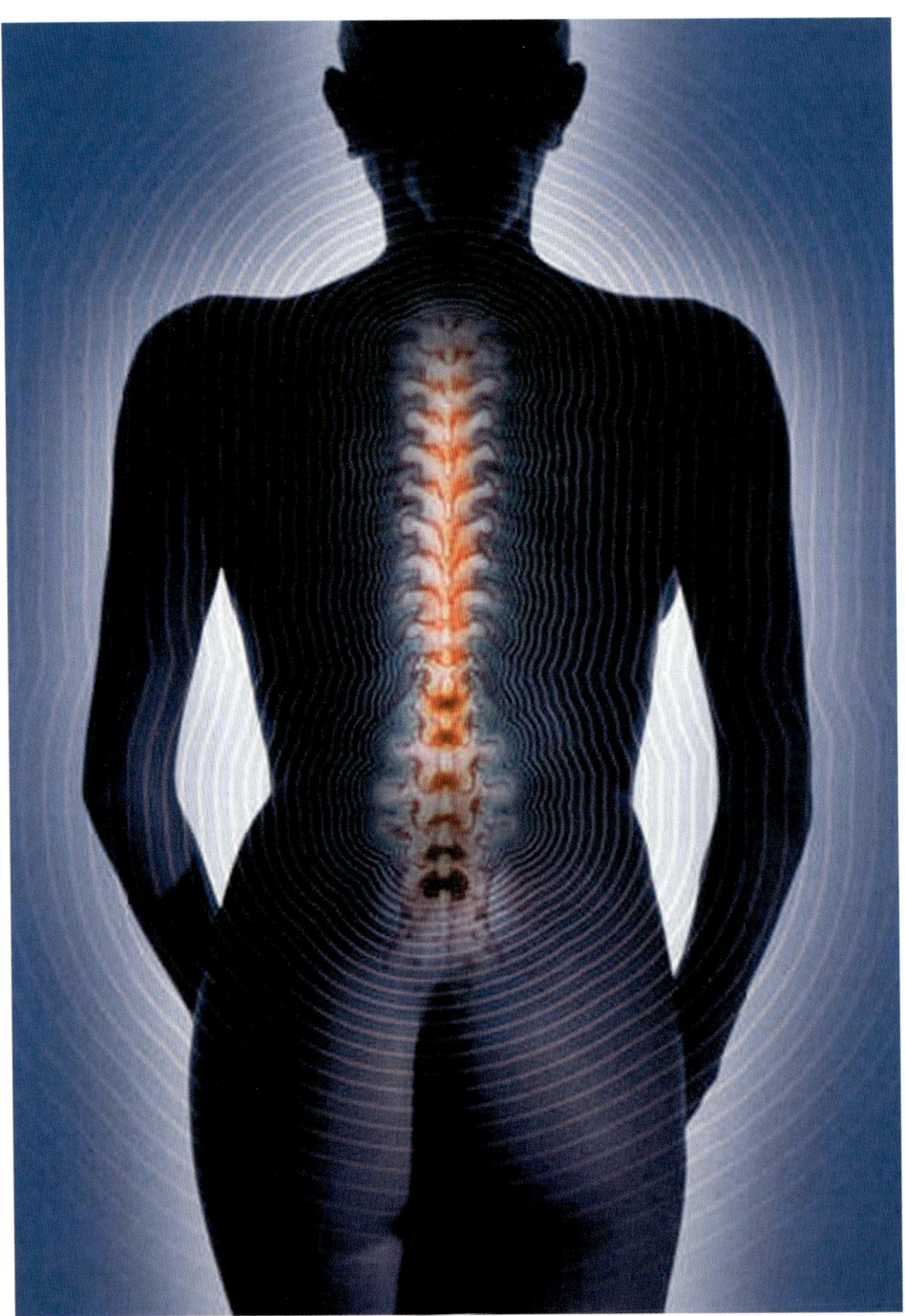

UNSERE WIRBELSÄULE: EIN WUNDER DER NATUR

Dieses bewegliche Achsenskelett des Körpers hat sich in den letzten Millionen Jahren der biologischen Evolution kaum verändert. Ebenso wenig wie jenes der Rehe, der Forellen oder der Amseln. Wozu auch? Die Natur lässt ja immer noch dieselben Bäume wachsen, Sträucher, Farne, dieselben Bäche rauschen, dieselben Früchte reifen. In diesem gesunden, natürlichen Milieu haben sich alle Wirbelsäulen der Welt seit jeher wohlgefühlt, die Abstimmung mit natürlichen Einflüssen hat auch unser Rückgrat physiologisch geformt und angepasst. Wenn es vor 70.000 Jahren, zuzeiten der Neandertaler, orthopädische Kliniken gegeben hätte – die wären alle leer geblieben. Denn es gab ja nur kerngesunde Wirbelsäulen und Bandscheiben.

Heute ist jede zweite Wirbelsäule von Erwachsenen verformt, geschwächt, gekrümmt, verkürzt, gerade noch mühselig gestützt von einem oft mitleiderregenden Muskelapparat. Die Menschen stemmen sich ächzend, schmerzgeplagt, aus dem Sessel und sinken möglichst schnell wieder in die rettenden Polster. Während ein paar Meter weiter, draußen im Garten, die Eichhörnchen geschwind die Baumstämme hinaufschnellen, auf wippenden Zweigen balancieren, in weitem Satz auf den ausragenden Ast einer Nachbarbuche springen. Die verfügen über Wirbelsäulen, deren

Stoffwechsel perfekt funktioniert. Die dazu beitragen, dass dieses kleine Tier so voller Unternehmungslust und Vitalität unterwegs ist, Vorbild für uns alle. Wir müssen das Eichhörnchen nur beobachten, von ihm lernen, wie es sich bewegt, wie es sich ernährt, wie viel Ruhephasen es sich gönnt. Dann brauchen wir uns nicht mehr mit gekrümmtem Rücken in die Arztpraxis zu quälen, um uns ein Rezept für einen entzündungshemmenden Cyclooxygenase-Hemmer ausstellen zu lassen.

INTERESSANTES ÜBER UNSER RÜCKGRAT

Im Gegensatz zu Vierfüßlern, wie etwa unserem Eichhörnchen, hat es die Wirbelsäule eines aufrecht gehenden Menschen schon etwas schwerer. Sie muss schließlich den ganzen Tag über Stöße und Erschütterungen abfedern, die aus der Senkrechten auf sie einwirken. Beim Gehen, Laufen, Treppensteigen, wenn wir einen Kasten Wasser in den Kofferraum heben, Bäume beschneiden, Vorhänge aufhängen, im Supermarkt Hundefutter aus dem obersten Regal angeln oder das Baby irgendwo herumschleppen. Einer der verantwortungsvollen Jobs der Wirbelsäule ist es, derlei Kräfte zu neutralisieren, somit Gehirn, Organe, Gelenke, Muskeln usw. zu entlasten.

Die Wirbelsäule muss demnach sehr anpassungsfähig und elastisch sein. Sie darf nicht wie ein kerzengerader Stock geformt sein, der stets nur auf eine begrenzte Spielart von Einwirkungen flexibel reagieren kann. Sie darf aber auch nicht einer Stange aus Hartgummi ähneln, die nachgiebig und nach allen Seiten unbegrenzt dehnfähig ist. Zwar muss sie uns Halt verleihen wie ein kleiner elastischer Stützpfeiler, andererseits aber wie ein Stoßdämpfer unseren Organismus vor Schlägen, Püffen, Stößen und Erschütterungen schützen.

ELEGANTE FORMEN

- Unser Rückgrat verläuft also nicht als Säule, sondern in Biegungen.
- Die Halswirbelsäule ist leicht nach vorne gebogen,
- die Brustwirbelsäule hingegen nach hinten.
- Die Lendenwirbelsäule rundet sich leicht nach vorne, der Bereich Kreuz- und Steißbein hingegen nach hinten.
- Von vorne und im Röntgenbild betrachtet, bildet die Wirbelsäule einen geraden Verlauf. Doch von der Seite gesehen, zeigt sich die doppelte S-förmige Krümmung.
- Rückwärtskrümmungen werden von Orthopäden als Kyphose bezeichnet, Vorwärtskrümmungen als Lordose.
- Bereits ein geringfügiges Abweichen von der physiologisch gesunden Grundform kann zu ersten Beschwerden und zu Rückenschmerzen führen. Dies kann der Fall sein, wenn die Wirbelsäule zwar noch einen normalen Verlauf hat, aber bei anhaltend falscher Sitzhaltung einseitig belastet wird, wie z. B. bei der Arbeit am Bildschirm. In den Arbeitspausen und nach Dienstschluss braucht die Wirbelsäule dann die Regenationsphase, um sich zu ihrer Idealform zurückzubilden.
- Bei fast 20 Prozent aller Erwachsenen über 40 Jahre zeigt die Wirbelsäule nicht mehr den normalen Verlauf von Lordosen und Kyphosen.
  Die Folge sind Haltungsfehler, die sich meist unbeirrbar und unbarmherzig weiter ausbauen und irgendwann den Weg in die Arztpraxis unabdingbar machen.

33 WIRBEL GEBEN UNS HALT

Der Kunstgriff der Natur bestand darin, einerseits so etwas wie feste Kettenglieder aneinander zu binden, ihnen andererseits aber doch einen säulenähnlichen Halt zu vermitteln. Bei dieser feinsinnigen Konstruktion bilden Wirbel die Glieder und Muskeln die festen, flexiblen Verbindungen. Die Wirbel müssen gleichzeitig gegeneinander abgepolstert sein. Die dürfen sich nämlich nicht berühren, sonst würden sie bei Druckbelastung aneinander reiben, sich entzünden und schmerzen. Für dieses Polster sorgen Beilagscheiben, die Bandscheiben. Die bestehen freilich nicht aus einem vergleichsweise toten Material wie Gummi oder Kautschuk, sondern aus einem unendlich fein komponierten Material. Rückenschmerzen können daher rühren, dass Wirbelkörper, Bandscheiben, Muskeln, Bänder, Sehnen oder andere Bestandteile des Rückgrats zu schwach sind.

Unser Rückgrat besteht aus einer Reihe sensibler Wirbel:

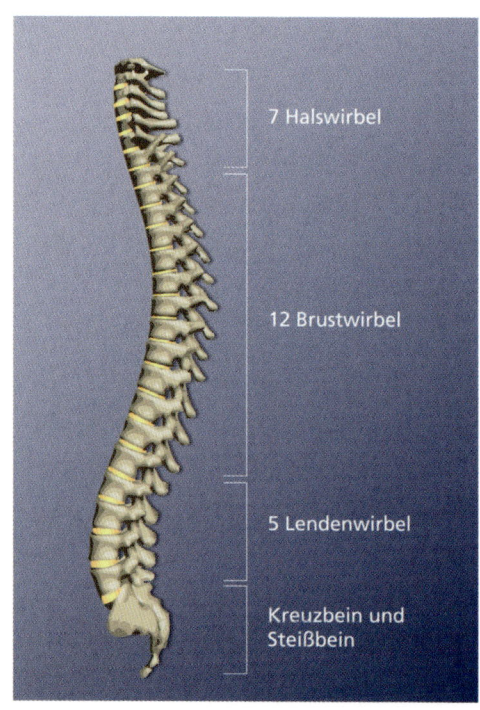

7 Halswirbel

Die bilden das kopfseitige Ende der Wirbelsäule und sind besonders beweglich, weil sie ja von ihrer genetischen Bestimmung her dem Kopf mit seinen Sinnesorganen die Beute- und Futtersuche und die Wahrnehmung von Gefahren ermöglichen mussten und müssen. Halswirbel sind extrem empfindlich, bei Frauen sind sie noch zarter als bei Männern und bei feinnervig gebauten Frauen oder auch bei Kindern noch sensibler und damit verletzungsanfälliger. Der Bereich der Halswirbel, speziell der Muskeln, will gut durchblutet und damit erwärmt sein. Wenn wir bei Zugluft, offenem Fenster oder zu niedrigen Temperaturen arbeiten oder ohne ausreichende Bewegung verharren, kühlt der Nackenbereich aus, die Muskulatur der Halswirbel wird nicht mehr ausreichend durchblutet, und wir bekommen schnell einen steifen Nacken. Wirbel können sich dann nicht mehr frei bewegen, das Risiko einer Verletzung oder von Beschwerden steigt an.

Alle unsere Wirbel werden gekennzeichnet, die Halswirbel als C1 bis C7 (von lateinisch Cervix = Hals). Die beiden kopfnächsten Wirbel unterscheiden sich von den übrigen Wirbeln in ihrem Bauplan. Der oberste Wirbel wird als »Atlas« oder »Nicker« bezeichnet, seine Aufgabe ist es, den Kopf zu tragen. Der zweite Halswirbel ist der so genannte »Dreher«. Halswirbelprobleme sind typisch für Menschen, die über längere Zeiträume viel im Auto sitzen oder am Schreibtisch arbeiten.

12 Brustwirbel

Diese Wirbel werden mit den Bezeichnungen Th1 bis Th12 durchnummeriert (von Thorax = Brustkorb). Die 12 Brustwirbel weisen eine feine Krümmung nach hinten auf. Hinten sind die Brustwirbel höher als vorne, dadurch verteilt sich der auf dem Rückgrat lastende Druck besser. Hauptaufgabe der Brustwirbel ist es, Organe wie Herz und Lungen zu schützen. Damit so ein Schutzraum entsteht, sind diese Wirbel über ein kleines Gelenk mit den Rippen verbunden. Zwangsläufig sind Brustwirbel nicht so beweglich wie etwa Hals- oder Lendenwirbel.

Wenngleich Hals- oder Lendenwirbel meist die größeren Sorgen bereiten, leiden viele Menschen unter Schmerzen im Bereich der Brustwirbel. Oft werden sie irrtümlich als Symptome einer Herzerkrankung angesehen. Eine US-Studie hat jetzt aufgezeigt, dass überraschend viele Frauen und Männer unter dem Verdacht eines Herzinfarkts in die Notaufnahme eingeliefert werden, obwohl sie eine Rippenblockade bzw. eine Blockade der Brustwirbelsäule haben. Dabei entstehen oft heftig ausstrahlende Schmerzen, die sich meist halbseitig um den Brustkorb herumziehen. Auslöser der

Schmerzen sind Zwischenrippennerven, Schmerzen entstehen beim tiefen Durchatmen, beim Husten, Niesen oder auch beim Lachen. Es kann auch zu scharfen, stichartigen Schmerzen im Rücken, seitlich der Wirbelsäule kommen. Begünstigt wird eine solche Blockade durch die schnellen, oft unkontrollierten oder verdrehten Bewegungen bei Sportarten wie Tennis, Squash, Golf, Badminton usw.

5 Lendenwirbel

Die bereiten oft die heftigsten Probleme, obwohl sie gleichzeitig die größten Segmente der beweglichen Teile des Rückgrats bilden. Sie werden als L1 bis L5 bezeichnet. Beschwerden bereiten dabei eher die verbindenden Bandscheiben als die Lendenwirbel selbst, die ja gewissermaßen die beweglichen Knochenteile der Wirbelsäule bilden. Sie schützen und stützen das Rückenmark. Damit erfüllen gerade diese Wirbel eine wichtige Doppelfunktion. Einerseits geben sie dem unteren Rücken Halt und Beweglichkeit, andererseits verlaufen in ihnen bedeutende Signalwege vom gesamten Körper, einschließlich der Arme und Beine, zum Gehirn, so z. B. von Berührungen, Schmerzen oder Temperaturempfindungen.

Unsere Lendenwirbel wollen mit Biostoffen gut genährt und vor allem in physiologisch gesunder Weise bewegt werden. Wichtig ist gleichbleibende Wärme, sowohl nachts im Bett als auch tagsüber am Arbeitsplatz. Genetisch haben sich Lendenwirbel, samt dem zugehörigen Apparat aus Muskeln, Sehnen, Bändern und Nerven seit jener Zeit nicht verändert, als unsere Vorfahren noch Schimpansen waren. Unser Genotyp, also die Summe unserer rund 30 000 aktiven Gene, unterscheidet sich heute zu höchsten zwei Prozent von jenem der Schimpansen.

Favoriten unter den Bewegungsarten sind für unseren unteren Wirbelsäulenbereich Schwimmen, Gehen, Laufen und vor allem Klettern, weniger gesund sind schweißtreibende Übungen an chromglitzernden Rotary Torsos, Leg Curls oder Hantelmonstern in Gyms, derlei Maschinen gab es ja im Urwald vor 100.000 Jahren auch nicht. Am meisten aber werden unsere armen Lendenwirbel gefoltert, wenn wir in ungünstiger Körperhaltung, den Kopf weit vorgeschoben, den Telefonhörer hinters Ohr geklemmt, stundenlang auf einen Bildschirm starren. Da sinkt die Durchblutung der Rückenmuskeln ab, ebenso zwangsläufig die Nährstoffversorgung, denn Biostoffe wie Vitamine, Mineralien oder Eiweiß werden ja stets nur übers Blut ins Gewebe transportiert. Das halb gekippte Fenster oder der Ventilator sorgen oft noch für Zugluft, das dünne T-Shirt kann gegen die eindringende Kälte nichts ausrichten – schon schmerzt unser Nacken, und wir bringen gerade noch die Schreibtischschublade auf, um uns wieder mal mit Schmerztabletten zu versorgen.

WEITERE WIRBEL

Neben den 7 Halswirbeln, 12 Brustwirbeln und 5 Lendenwirbeln gibt es noch 5 Kreuzwirbel, die zum Kreuzbein und 4 Steißwirbel, die zum Steißbein verschmolzen sind. Allerdings weist nur etwa 40 Prozent der Menschen diese normale Wirbelstruktur auf, oft finden sich im Bereich von Kreuz- und Steißbein auch verwachsende und miteinander verschmolzene Wirbel, mitunter ein sechster Lendenwirbel oder auch ein zusätzlicher Kreuzwirbel, dafür wiederum vier Lendenwirbel. Es gibt auch Übergangswirbel, die teilweise oder ganz mit dem Kreuzbein verwachsen sind. Selbst die Wirbelsäule über dem Kreuz- und Steißbein zeigt sich in ihrer typischen Form nur bei rund 90 Prozent der Menschen. Dies bedeutet natürlich, dass jede einzelne Wirbelsäule einer individuellen Bewertung und Behandlung bedarf.

Es kann auch sein, dass sich Wirbel im Verlauf des Wachstums nicht eindeutig für einen bestimmten Wirbeltyp entscheiden können. Ein unterer Halswirbel mag schon halb Brustwirbel sein und eine Halsrippe tragen, ein Lendenwirbel zur Hälfte oder völlig mit dem Kreuzbein verschmolzen sein, untypisch teilweise zum Brustwirbel mit einer zusätzlichen Halsrippe entwickelt. Gerade bei Lendenwirbeln finden sich derlei Anomalien häufig. Manchmal haben sie einen ausgeprägten Querfortsatz, der wie eine rudimentäre Rippe aussieht. Beschwerden oder Schmerzen müssen aus solchen Anomalien nicht zwingend entstehen, allerdings können sie die Statik des Rückgrats beeinflussen und zu permanenten Muskelverspannungen führen.

RUNTER MIT DEM ÜBERGEWICHT

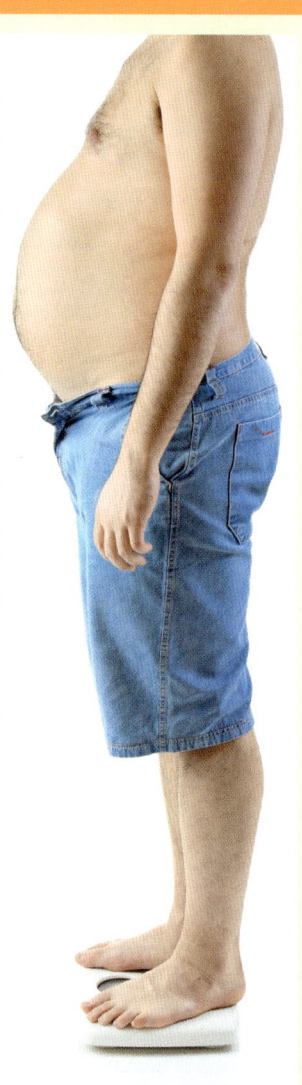

- ❖ Unsere zarten Lendenwirbel sind darauf eingerichtet, ein physiologisch normales Körpergewicht zu tragen. Jedes Pfund zuviel schadet ihnen. Für die Extralast von vielleicht 15 oder 20 Kilo sind sie nicht eingerichtet. Da summieren sich Risiken zu den ohnehin belastenden Stressfaktoren, denen unsere Lendenwirbel tagtäglich ausgesetzt sind, wie Fehlernährung und mangelnde Bewegung.

- ❖ Mit der Entwicklung der biologischen Evolution und der Entstehung der ersten Säuge- und Wirbeltiere vor rund 400 Millionen Jahren, hat sich das Konstrukt der Wirbelsäule unendlich fein mit Körpergewicht, Muskelmasse usw. abgestimmt. Heute belasten manche Frauen und Männer dank ihrer horrenden Schwabbelpfunde ihre Bandscheiben und Wirbel mit dem Zehnfachen dessen, wofür das Rückgrat von der Natur bestimmt ist.

- ❖ Wenn dann noch eine ungesunde Körperhaltung hinzukommt, ein teilweise völliger Mangel an Bewegung, sind Rückenschmerzen vorprogrammiert.
Wir sollten deshalb mehr Verständnis für die schwere Aufgabe aufbringen, die unsere Wirbel Tag für Tag verrichten müssen.

WORAUS UNSERE WIRBEL BESTEHEN

Diese kleinen, trommelförmigen Elemente zählen zu den empfindlichsten Körperteilen. Je nach Position im Rückgrat hat jeder einzelne Wirbel seine ganz spezielle Aufgabe. Wirbel bestehen aus

- dem eigentlichen Wirbelkörper
- dem Wirbelbogen
- zwei Querfortsätzen
- dem Dornfortsatz
- sowie vier Gelenkfortsätzen.

Wirbelkörper

Diese Hauptelemente des Rückgrats sind in der Nachbarschaft zu anderen Wirbeln mit einer Deckplatte versehen. Benachbarte Wirbel sind durch eine trennende, aber elastische Bandscheibe sowie zwei kräftige Bänder miteinander verbunden.

Wirbelbogen

Dieser knöcherne Bestandteil umschließt schützend wie ein Bogen die Rückenseite des Wirbellochs, in dem das extrem verletzliche Rückenmark mit seinen Häuten und der Rückenmarksflüssigkeit verläuft. Die Wirbelkörper bilden die Bauchseite des Wirbellochs. Aneinander gereiht, bilden die Wirbellöcher den Wirbelkanal. Lesen Sie bitte im weiteren Verlauf dieses Buches, weshalb eine Verengung dieses Wirbelkanals, die so genannte Stenose, so außerordentlich schmerzhaft sein kann.

Querfortsatz

An diesem beidseitig verlaufenden Teil der Wirbelsäule sind Bänder und Muskeln angebunden. Bei den Brustwirbeln sind Querfortsätze Gelenkstücke für die Rippen, im Bereich der 1. bis 6. Halswirbel weisen die Querfortsätze ein Loch auf, dadurch entsteht ein Kanal, der Arterien, Venen und Nerven schützt. Nicht nur Bandscheiben, sondern auch Wirbelgelenke können erhebliche Beschwerden und Schmerzen verursachen. Dann nämlich, wenn sie blockiert sind und die Austrittsfasern der so genannten Spinalnerven verengen.

Dornfortsatz

An diesen vom Wirbelbogen aus rückwärts gerichteten Fortsätzen sitzen Bänder und Muskeln, ähnlich wie Hebel unterstützen sie die Funktion von Muskeln. Sie sind gleichzeitig auf die Stützkraft kräftiger Muskelstränge angewiesen und vermitteln somit Stellungsänderungen und Bewegungsspiel in den Wirbelgelenken. Muskelschwäche als Folge von Bewegungsmangel macht die Bewegungssegmente und somit die ganze Wirbelsäule anfällig gegenüber äußeren Einflüssen.

Gelenkfortsätze

Unsere Wirbelsäule ist ein Wunderwerk an Flexibilität, dafür sorgen unter anderem Gelenkfortsätze zwischen den Wirbeln, die nach oben und nach unten ausgerichtet sind und zusammen mit stabilen Muskeln das Rückgrat festigen und gleichzeitig elastisch machen.

VERLETZLICHE WIRBELKÖRPER

Viele Menschen meinen irrtümlich, dass vor allem die Organe, wie Nieren, Leber oder Lungen die empfindlichsten Körperteile sind. »Unser Rückgrat besteht ja mehr oder weniger nur aus Knochen«, denken sie. Wir Orthopäden aber staunen immer wieder über die wundervoll sensible Einheit dieser Wirbelsäule. Selbst in Hunderten oder Tausenden Jahren physikalisch-chemischer Entwicklungsarbeit könnte unsere Grundlagenforschung ein solch perfektes Instrument wie die Wirbelsäule nicht konstruieren. Jeder Teil der Wirbelsäule ist – bei uns Menschen ebenso wie bei den Tieren – eingebettet und Teil der in Millionen Jahren gewachsenen Natur, physiologisch-biologisches Produkt genetisch programmierter evolutionärer Entwicklung. »Gesundheit entsteht aus dem Darm und aus dem Rücken«, erklären viele moderne, genetisch geschulte Mediziner. »Deshalb müssen wir unserer Wirbelsäule viel mehr Beachtung schenken, wenn wir fit und gesund durchs Leben gehen wollen.«

Die trommelförmigen Wirbelkörper sind durch Zwischenwirbel, die Bandscheiben getrennt, die wiederum aus einer gallerartigen, aber festen Kernmasse bestehen, umgeben von einem festen Ring aus Knorpelfasern. Der Innenbereich dieses Rings ist wasserreich, er hat nur wenig Knorpelsubstanz, aber eine extrem widerstandsfähige Außenschale. Die Faserknorpel sind – im Idealfall – nahezu unzerreißbar mit den Wirbelknochen verbunden. Schließlich muss der Gallertkern, der zu rund vier Fünfteln aus Wasser besteht, geschützt werden. Wasseraustritt führt zwangsläufig zu einer Schwächung der Wirbelsäule. Die kann dann nicht mehr wie ein Stoßdämpfer Erschütterungen und Stöße abfangen und neutralisieren. Normalerweise aber ist der Ring aus Faserknorpelmasse äußerst belastbar. Er wird von elastischen, kräftigen Bändern gehalten und widersteht selbst massiven Rotations-, Zug- und Druckbewegungen.

STABIL UND BEWEGLICH

Eine besondere Bedeutung kommt den Verbindungen von Wirbelkörpern und Wirbelbögen zu, sie sind nämlich besonders anfällig, oft kommt es hier zu Veränderungen. Einerseits sind die Wirbelkörper über die Bandscheiben miteinander verbunden, die Wirbelbögen über die Wirbelbogengelenke. Auf diese Weise entsteht eine äußerst bewegliche, aber auch empfindliche Konstruktion. Damit Verletzungen möglichst ausgeschlossen sind, werden diese Wirbelsäulenelemente durch kräftige Bandzüge unterschiedlicher Länge geschützt und gefestigt. Dabei sorgen Wirbelsäulengelenke für die Bewegungsrichtung, Bandscheiben hingegen für den Bewegungsumfang.

Der gesamte Bandapparat des Rückgrats wird von dem vorderen, mehr aber noch von dem hinteren mächtigen Längsband beherrscht. Die Bandzüge erstrecken sich über den gesamten Verlauf der Wirbelsäule. Wenn es aufgrund von Fehlbelastung oder anderen Ursachen zur Vorwölbung einer Bandscheibe kommt, kann das hintere Längsband weiter nach hinten verdrängt werden und Nervenstrukturen irritieren. Austretendes Bandscheibengewebe kann dann die Austrittslöcher der Nervenwurzeln erreichen und Druck oder andere schmerzrelevante Einflüsse auslösen.

Eine Besonderheit unter den stützenden und festigenden Bändern des Rückenapparats nehmen die so genannten gelben Bänder ein. Sie bilden hinter den Nervenwurzelaustrittslöchern die Wirbelkanalwand zwischen den Wirbelbögen und wirken einer ungesunden, übermäßigen Vorwärtsneigung der Wirbelsäule entgegen. Sie stehen sehr unter Spannung, selbst bei aufrechter Körperhaltung. Wenn sich diese Bänder aufgrund von Bewegungsmangel oder anderer Einflüsse verdicken, können sie Nervenwurzeln reizen und Schmerzen auslösen, im ausgeprägten Fall sogar zu einer besonders schmerzhaften Verengung des Spinalkanals führen.

GUTE KÖRPERHALTUNG OHNE SCHMERZEN

Mit einer muskelschlaffen, verkrümmten Wirbelsäule werden wir niemals eine attraktive Körperhaltung haben. Die gute Nachricht: Ein stabiles, gesundes Rückgrat lässt sich oft in erstaunlich kurzer Zeit aufbauen. Beachten Sie dafür bitte das Aufbauprogramm am Ende dieses Buches. Tagsüber stehen Bänder und Muskeln der Wirbelsäule ständig unter Spannung, sie nehmen schließlich Einfluss auf die gesunden Krümmungen der Wirbelsäule. Von der Seite gesehen, ist die Wirbelsäule doppelt S-förmig gekrümmt, mit einer Vorwärtskrümmung von Hals- und Lendenwirbelbereich. Um diese Krümmungen auszugleichen, sind Brustwirbelsäule und Kreuzbein nach hinten durchgeschwungen.

So eine schön geformte Wirbelsäule ist natürlich viel beweglicher als ein starrer Stab und lässt sich bei den unzähligen Bewegungen im Alltag auch viel leichter in aufrechter Position halten. Sie nimmt aber durch die Druckeinwirkung auf die Bandscheiben und auch durch eine allmählich ermüdende Muskulatur an Länge ab. Wenn wir abends ins Bett gehen, ist unsere Wirbelsäule meist um einen oder gar um zwei Zentimeter kürzer. Am Morgen hat sie sich dann wieder erholt und zur ursprünglichen Länge zurückgefunden.

Eine Rolle spielt freilich auch die Gesamtfunktion des Rückgrats, zusammen mit Hüft-, Sprung- und Kniegelenken. Wenn die Bewegungsabläufe nicht harmonisch ineinander greifen, kann es zu Beschwerden im Rückgrat und zu Schmerzen kommen. Viele Menschen nehmen in einem solchen Fall eine Schonhaltung ein, was zusätzlich einseitige Muskelverspannungen auslöst und die Beschwerden letztlich nur noch verschlimmert. Derlei Disharmonien entstehen z. B. schnell, wenn vorzugsweise hohe Absätze getragen werden.

AUFKLÄRUNG IST NÖTIG

- *Es wäre hilfreich, wenn die Krankenkassen oder öffentliche Gesundheitseinrichtungen in Aufklärungsforen der Bevölkerung darstellen würden, welch ein großartiges, aber gleichzeitig hoch empfindliches Gebilde diese Wirbelsäule ist.*

- *Eine solche Aufklärungskampagne würde dazu führen, dass sich Männer und Frauen mehr bewegen, sich gesünder ernähren und auch für eine bessere Körper- und Sitzhaltung sorgen. Dann gäbe es weit weniger Menschen mit Rückenschmerzen, und das öffentliche und private Kassensystem würde entsprechend entlastet.*

WENN DEN WIRBELN WASSER FEHLT

Dieses Lebenselement ist überall in unserem Körper unersetzlich. Babys bestehen zu drei Vierteln aus Wasser (sie sollen ja gut gepolstert sein und sich nicht weh tun, wenn sie hinfallen), gesund ernährte Erwachsene immer noch zu 55 oder gar 60 Prozent, vor allem dann, wenn sie ausreichend Muskelmasse aufweisen. Das Innere unserer rund 70 Billionen Körperzellen, das so genannte Zytoplasma, besteht bis zu 85 Prozent aus Wasser. Wasserkonzentrationen im Organgewebe, wie Nieren oder Leber betragen mehr als zwei Drittel, in Muskeln rund 60 Prozent, im Bindegewebe 45 Prozent, in Knochen etwa 35 Prozent, in Fettzellen immer noch acht Prozent – und in Knorpeln etwa 60 Prozent. Die so genannte Synovia – die Gelenkschmiere – besteht zu etwa 90 Prozent aus Wasser, ebenso unser Augapfel.

Wenn es zu Bandscheibenproblemen kommt, ist nicht unbedingt allein diese knorpelige Verbindung zwischen zwei Wirbelkörpern schuld. Die Ursachen können mannigfaltig sein, so z. B. dass der Wassergehalt der Bandscheiben nach und nach absinkt. Auch dies kann wiederum mehrere Ursachen haben, etwa eine zu salzreiche Kost. Natriumchlorid, aus dem unser Kochsalz besteht, entzieht den Zellen kostbares Stoffwechselwasser. Bandscheiben und Wirbel werden dann anfällig selbst gegen geringste Verletzungen. Der so genannte osmotische Widerstandsdruck der Bandscheiben lässt nach, deshalb können sich Wirbelkörper nicht mehr regenerieren, sie verlieren ihre natürliche Flexibilität. Jeder Stoß, jeder Aufprall, jede Verdrehung unter Belastung kann sich dann entsprechend verhängnisvoll auswirken.

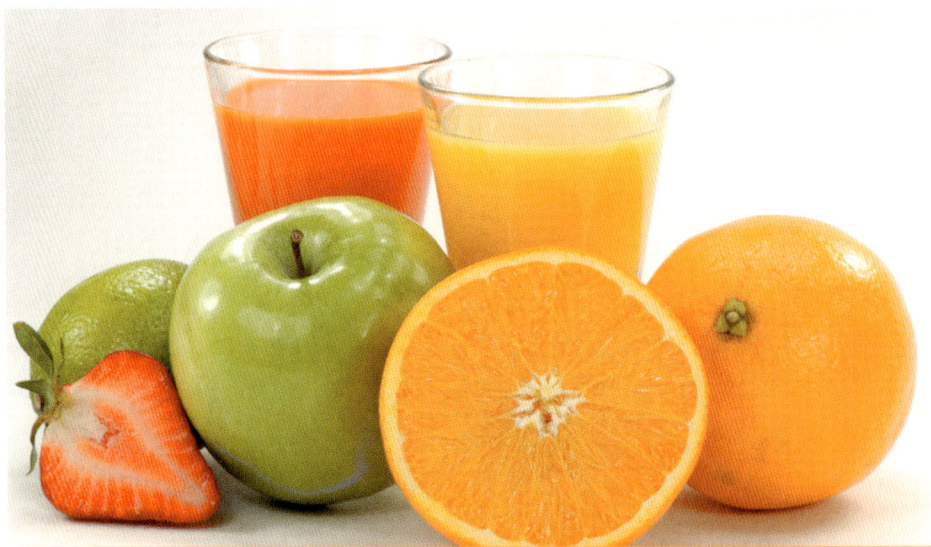

DURSTIGE BANDSCHEIBEN

❖ Tagsüber sind unsere Bandscheiben ohnehin beträchtlichen Belastungen ausgesetzt. Deshalb werden sie ja durch einen kräftigen Apparat aus Muskeln, Sehnen und Bändern gestützt und geschützt. Erst nachts im Schlaf kann sich die Wirbelsäule wieder erholen – vorausgesetzt, wir liegen richtig und dem Wirbelsäulengewebe fließen über den Blutstrom ausreichend Nährstoffe für die Regeneration zu. Lesen Sie auch darüber bitte mehr weiter hinten in diesem Buch.

❖ Der wohl wichtigste Nährstoff ist Wasser, letztlich schon deshalb, weil ausschließlich prall mit Wasser gefüllte Körperzellen ihre höchste Leistungsfähigkeit und Stoffwechselrate erreichen.

❖ Während andere Gewebe oder Zellen über den Blutkreislauf mit Nährstoffen versorgt werden, sind Bandscheiben schon deshalb auf den Wasseraustausch angewiesen, weil sei nicht über Blutgefäße versorgt werden. Bei Belastung wird Wasser in die Bandscheiben und Knorpel gepresst, die Nährstoffversorgung erfolgt über die so genannte Diffusion, über diesen Mechanismus werden gleichzeitig Schad- und Abfallstoffe aus Bandscheibenzellen ausgeschwemmt.

❖ *Da wird schon klar, weshalb Wirbelsäule und Bandscheiben tagsüber auf gesunde Weise belastet werden wollen. Bei Bewegungsarmut oder sitzender Tätigkeit fehlt der Bandscheibe die Pumpfunktion für ihre Nährstoffversorgung, ihre elastischen, puffernden Bestandteile verkümmern dann. Abends drei Stunden untätig im Fernsehsessel – und die Wirbelsäule verliert bis zu 20 Prozent ihrer Leistungsfähigkeit. Dann drohen Beschwerden, Schmerzen.*

❖ *Bandscheibenbeschwerden oder -schmerzen rühren fast immer zusätzlich daher, dass die Wirbelsäule durch fehlerhafte Körperhaltung einseitig belastet wird. Wenn einwirkender Druck auf eine geschwächte Wirbelsäule zu stark wird, kann es vorkommen, dass Bandscheiben lecken und gallertartige Flüssigkeit (aus dem so genannten Nucleus pulposus) nach hinten oder nach hinten und seitlich aus der Bandscheibe heraustritt. Die gallertartige Masse erreicht dann möglicherweise – wie schon erwähnt – Nervenwurzeln, und es kommt zu Schmerzen.*

❖ *Außerdem können in der Bandscheibe Schmerzhormonbildungsstätten entstehen, die Schmerzhormone produzieren, die einen eigenständigen Bandscheibenschmerz auslösen. Bei entsprechendem Verschleiß der Bandscheibe kommt es zu einem Einsprossen von Schmerzfasern in die so geschädigte Bandscheibe. Dies führt dann bei bestimmten Bewegungen ebenso zu einem isolierten Bandscheibenschaden. In meine Praxis kommen immer wieder Patienten, die aufgrund solcher Schmerzen ihre Wirbelsäule nur noch einseitig belasten – mit der Folge, dass das Rückgrat noch mehr degeneriert und die Schmerzen mittelfristig noch ärger werden.*

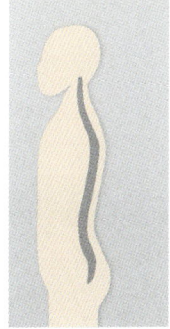
Normaler Rücken

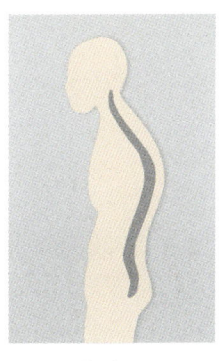
Runder Rücken

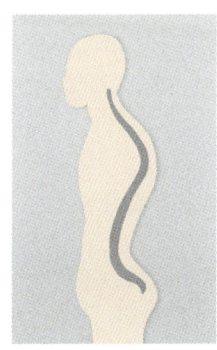
Halbrunder Rücken

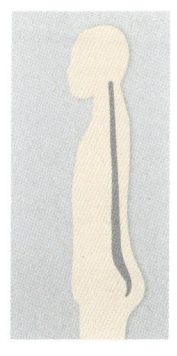
Flacher Rücken

SCHALTSTATION RÜCKENMARK

Wirbelkörper, Bandscheiben oder Wirbelfortsätze sind besonders schutzbedürftige Körperteile – doch am empfindlichsten ist wohl unser Rückenmark. Nicht umsonst ist dieser über das gesamte Rückgrat verlaufende Strang von feinen, aber widerstandsfähigen Häuten umschlossen, zusätzlich durch Fett- und Bindegewebspolster geschützt sowie in die Rückenmarksflüssigkeit eingebettet. Das Rückenmark ist dort verdickt, wo mächtige Spinalnerven austreten, um Arme und Beine zu versorgen. Nach unten hin wird das Rückenmark immer dünner, bis es schließlich als millimeterstarker Faden ausläuft.

Das Rückenmark ist die Schaltstation zwischen Gehirn und Sinnes- bzw. motorischen Nerven, es koordiniert Bewegungsabläufe, so etwa beim Laufen, Springen oder Klettern, dafür sind jeweils verschiedene Rückenmarksstränge zuständig. Ein Großteil der Rückenmarksneuronen sind glycinerg, das heißt von dem Eiweißbaustein Glycin besetzt (einer der 20 verschiedenen Aminosäuren). Glycin wirkt, als so genannter Neurotransmitter, hemmend auf bestimmte Motoneuronen, also etwa auf eine mögliche Überaktivität unserer Muskeln. Die Nerven setzen Glycin aus dem synaptischen Trennspalt zwischen Neuronen frei und sorgen somit für Entspannung. Wenn wir im Bett auf dem Rücken liegen, haben wir oft das Gefühl, dass sich Ruhe und Entspannung wohltuend aus dem Bereich des Rückenmarks über den ganzen Körper ausbreiten.

SEHNEN & BÄNDER

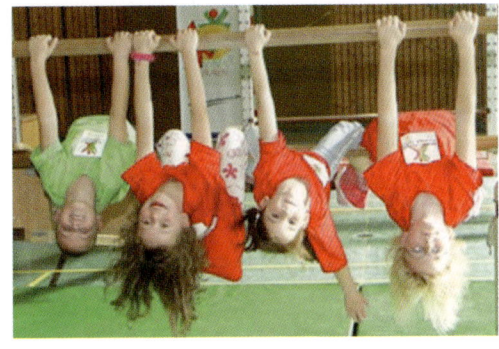

Wenn wir wissen wollen, was unserer Wirbelsäule gut tut, brauchen wir lediglich kleinen Kindern beim Spielen und Toben zuzugucken. Wie sie springen und hüpfen, jede Gelegenheit nutzen, irgendwo hinauf zu klettern, hintereinander herjagen. Sie tun dies instinktiv, einem inneren genetischen Gebot folgend, dem alle Kinder seit Menschengedenken gehorchen. So sorgt der Organismus im Verbund mit dem inneren Kosmos aus Hormonen, Nervenpeptiden, Motoneuronen, Kreislauf, Herzleistung und Genen dafür, dass sich Muskeln, Sehnen und Bänder kraftvoll aufbauen, die Wirbelsäule beweglich und gut durchblutet bleibt. Lieblingssport kleiner Babys ist es, sich irgendwo nach oben zu hangeln, sei es an den Gitterstäben des Laufstalls oder am Pullover der Mama. Diesen Bewegungsdrang haben sie aber nicht einem Ratgeberbuch zum Thema »Gesunder Rücken« entnommen, sondern der entstammt den Genen in den Chromosomen ihrer Zellkerne. Der kerngesunde, vitale Mensch mit kräftiger Wirbelsäule steckt also – genetisch gesehen – in jedem von uns drin. Wirbelsäulen-Gene wollen nur ganz einfach wieder stimuliert, zum Leben erweckt, wieder jünger werden. Dies können wir von Tieren und sogar von unseren Kindern lernen.

UNSERE RÜCKENMUSKELN

Unser Rückgrat verläuft zwar in der Körpermitte, jedoch etwas zurückversetzt, sodass sich der Schwerpunkt ebenfalls außerhalb der physikalischen Achse befindet. Dadurch reichert sich Körpergewicht aus Brust, Bauch oder Eingeweiden im vorderen Bereich an, wir benötigen also ein stabiles Muskelgeflecht als Gegenkraft, sonst würden wir ja nach vorne umkippen. Tatsächlich entwickeln viele Menschen eine Körperhaltung, die befürchten lässt, dass sie gleich nach vorne absinken, ihre Muskeln sind nicht trainiert genug, um den Körper zu straffen und nach hinten zu ziehen. Ganz klar, dass es dann zu Beschwerden und zu Schmerzen kommen kann. Hinzu kommt, dass viele Frauen und Männer Fettpolster im Bauchbereich aufbauen. Eine salzreiche Kost führt zusätzlich dazu, dass sich ausgerechnet in diesen Problemzonen viel zu viel Wasser ansammelt. Der Grund: Der Nährstofftransport aus dem Darm führt über wassergefüllte Natrium-Kanälchen durch die Darmschleimhaut ins Blut. Die Eingeweide sind deshalb besonders anfällig für die Anreicherung von Natrium, dem Hauptbestandteil des Kochsalzes. Nach einer Mahlzeit mit salzigen Pommes und Majonäse sammelt sich dann zum Bauchfett noch viel Wasser. Diese Extrakilos verformen die Wirbelsäule, die Haltung verschlechtert sich dramatisch. Hauptaufgabe muss es also sein, für eine gesunde Ernährung zu sorgen und die Rückenmuskulatur durch gezielte Übungen zu kräftigen.

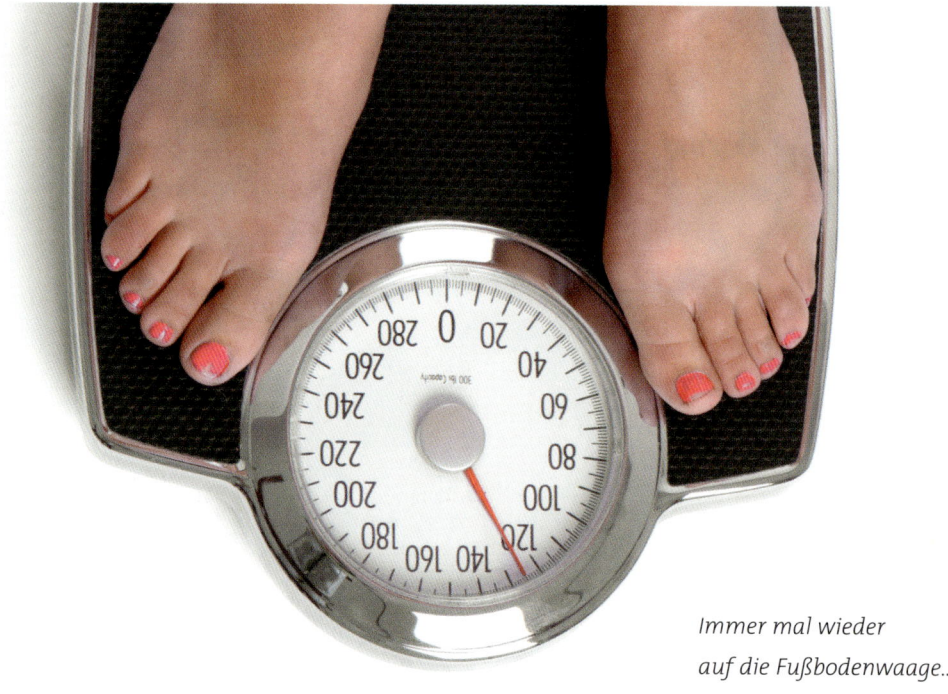

Immer mal wieder auf die Fußbodenwaage...

Wichtig und unersetzlich sind alle Muskeln. Und sie wollen auch alle trainiert sein. Jede fröhlich zu Fuß gewonnene Treppenstufe aktiviert Kreislauf und Muskelstoffwechsel, Rückenmuskeln saugen dann Wasser an – und mit ihnen Glukose, den unerlässlichen Energiebrennstoff. Dies macht Muskeln stärker und jugendlich-üppig, strafft den Körper, der Rücken zieht sich nach hinten, der Bauch nach innen. Schon kurze Übungen von nur 3 Minuten Länge können Wunder bewirken, ein neues Körper- und Lebensgefühl schaffen. Lesen Sie auch darüber bitte mehr weiter hinten in diesem Ratgeberbuch.

NOCH MEHR WISSENSWERTES ÜBER SEHNEN & BÄNDER

Ohne diese Elemente aus meist strangförmigem Bindegewebe sind Muskeln nur die Hälfte wert. Bänder und Sehnen sind für sich selbst ein Wunder der Natur, gereift und entwickelt in Millionen Jahren. Sie dienen vorwiegend der Befestigung gegeneinander beweglicher Teile, also z. B. auch der Elemente der Wirbelsäule. Weil unser Rücken lang ist, braucht er kraftvolle Bänder, die sich über seine gesamte Länge erstrecken. Insgesamt wirken sechs Bandsysteme in perfekter Ordnung zusammen, um unsere Wirbelsäule zu stabilisieren:

1) Über die Vorderseite der Wirbelkörper erstreckt sich ein stabilisierendes Längsband, es bildet die Grenze zwischen Wirbelsäule und Bauchraum.
2) Entsprechend verläuft auf der Rückseite ein solches Längsband über die gesamten Flächen der Wirbelkörper.
3) So genannte gelbe Bänder verstärken den Raum zwischen den Wirbelbögen.
4) Bündel kräftiger Bänder, die so genannten Zwischenquerfortsatzbänder, verbinden die Querfortsätze der Wirbel untereinander und festigen so den Gesamtapparat.

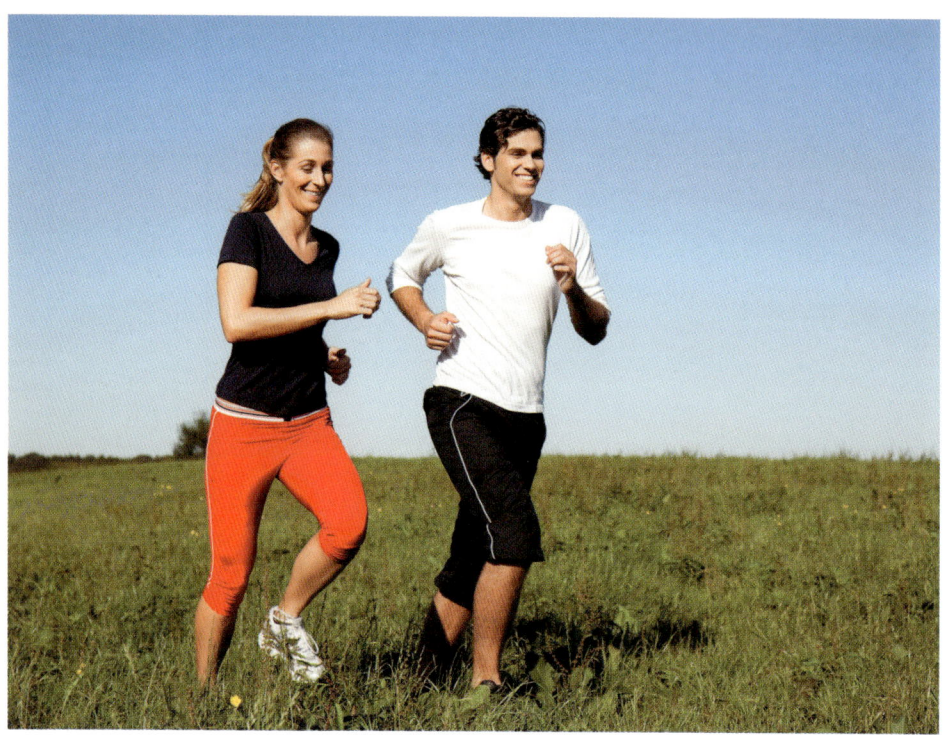

Joggen – ideale Sportart für die Wirbelsäule

5) Wiederum andere Bänder, die Zwischendornfortsatzbänder, erstrecken sich von Dornfortsatz zu Dornfortsatz und festigen die Rückseiten der Wirbel.

6) Dann gibt es auch noch ein Band, das am weitesten hinten liegt und sich als kraftvolles Element über alle Dornfortsätze zieht.

Zusammen mit den vielen Rückenmuskeln bilden Sehnen und Bänder eine Einheit. Gemeinsam mit den Muskeln geben sie der Wirbelsäule Halt, ermöglichen ihr aber durch ihre Flexibilität gleichzeitig einen beträchtlichen Bewegungsspielraum.

POLSTERNDE HYALURONSÄURE

❖ Im Laufe der biologischen Evolution stand die Natur vor der Frage: Was stelle ich an, um Wasser in Zellen meiner Lebewesen zu binden? Diese knifflige Aufgabe richtete sich vor allem auf Gelenke und auch auf die Wirbelsäule. Im Laufe von Millionen Jahren entstanden so durch genetische Mutationen schwammartige Moleküle, die so genannten Glykosaminoglykane, die auch einen wichtigen Teil des Bindegewebes bilden.

❖ Diese Moleküle können – im Vergleich zu ihrer Eigenmasse – beträchtliche Mengen Wasser aufsaugen und binden, pro Gramm bis zu sechs Liter! Ohne Glykosaminoglykane könnten z. B. unsere Augäpfel niemals das viele Wasser speichern, das sie für ihre Gesundheit benötigen. Der Glaskörper des Auges besteht immerhin zu 98 Prozent aus Wasser und zu nur zwei Prozent aus diesen unvergleichlichen Schwammmolekülen.

❖ Wasser spielt für die Gesundheit unserer Wirbelsäule eine enorme Rolle, es lässt sich bekanntlich nicht komprimieren, eignet sich also in idealer Weise als Polster- oder Puffermaterial. Gebunden von Hyaluronsäure speichert die Synovia, die Gelenkflüssigkeit, viel Wasser als Schmiermittel für alle Bewegungen.

❖ Auch die Bandscheiben, die erhebliche Teile des Körpergewichts tragen und als Stoßdämpfer abfedern müssen, binden ihr Wasser mit Hilfe von Hyaluronsäure. Ein Mangel führt zu einer Schwächung der Bandscheiben, Hyaluronsäure zählt zu den empfindlichsten Körperflüssigkeiten, sie wird durch freie Radikale bevorzugt angegriffen und zerstört. Deshalb ist es nicht zuletzt unerlässlich, dass wir ein starkes Immunsystem aufbauen, als weiteren Schutz für unsere Wirbelsäule.

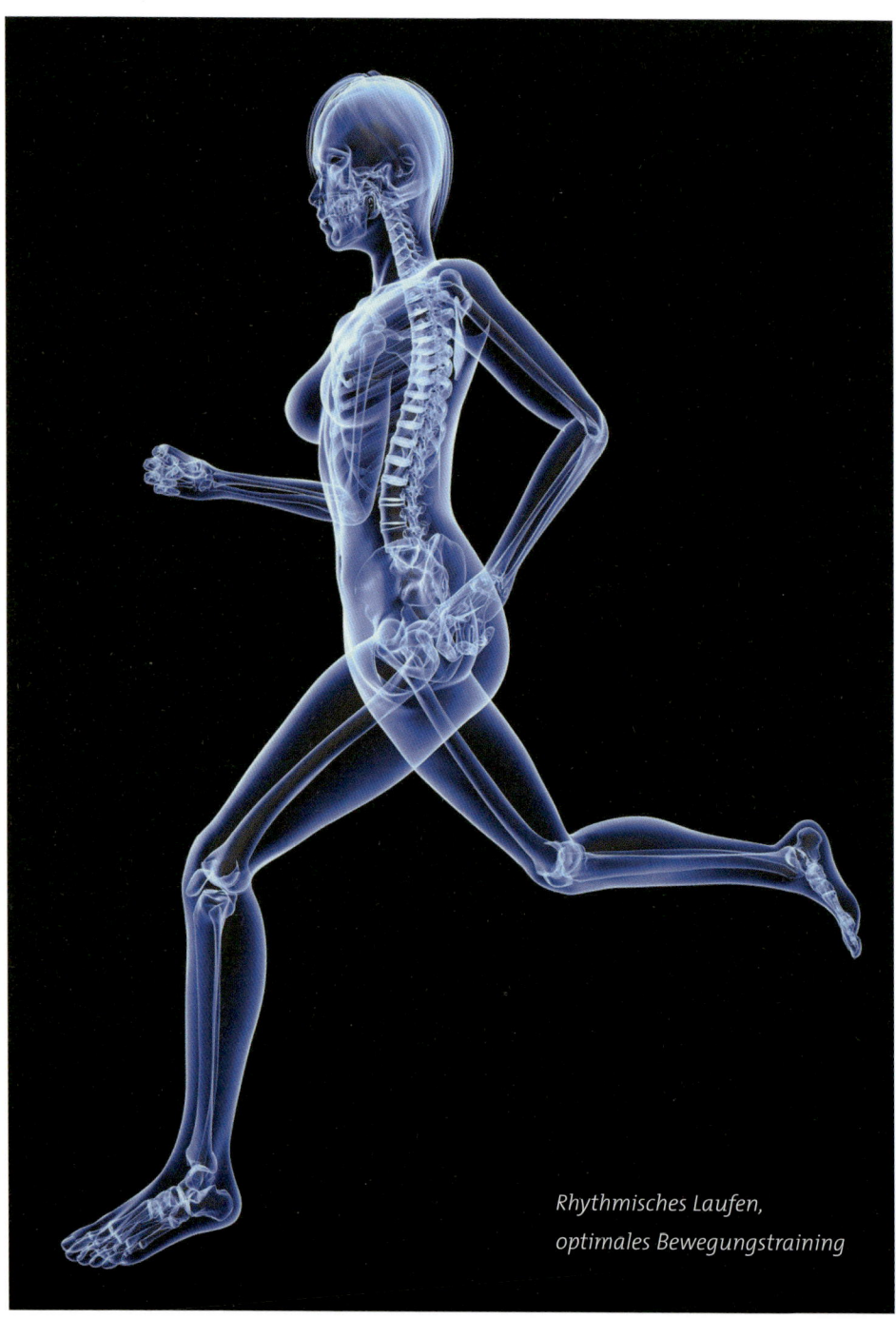

Rhythmisches Laufen, optimales Bewegungstraining

UNSERE WIRBELSÄULE: EIN KOMPLIZIERTES GEBILDE

Jedes einzelne Element unseres Rückgrats muss gesund und unversehrt sein, damit wir eine gute Körperhaltung haben und uns wohl fühlen:

- die Wirbelkörper
- die verschiedenen Wirbelfortsätze
- die Bandscheiben
- die unterschiedlichen Muskeln
- die Sehnen und Bänder
- die nervliche Versorgung
- eine ausreichende Durchblutung
- alle nötigen Biostoffe, wie z. B. Vitamine, Spurenelemente oder Eiweiß

Sie alle tragen gemeinsam dazu bei, dass unsere Wirbelsäule geschmeidig und belastbar bleibt und sich nachts auch immer wieder verjüngt. Die Natur kennt ja keinen Wandkalender, keine Küchenuhr und keinen Sekundenzeiger. Sie unterscheidet ausschließlich zwischen jungen, gut genährten Zellen und alten, welken Körperzellen. Mit gezielten Übungen, Trainings- und Ernährungsprogrammen können wir eine geschwächte Wirbelsäule in kurzer Zeit regenerieren. Dann bleibt unsere Wirbelsäule mit allen ihren Komponenten bis ins hohe Alter hinein jung und leistungsfähig.

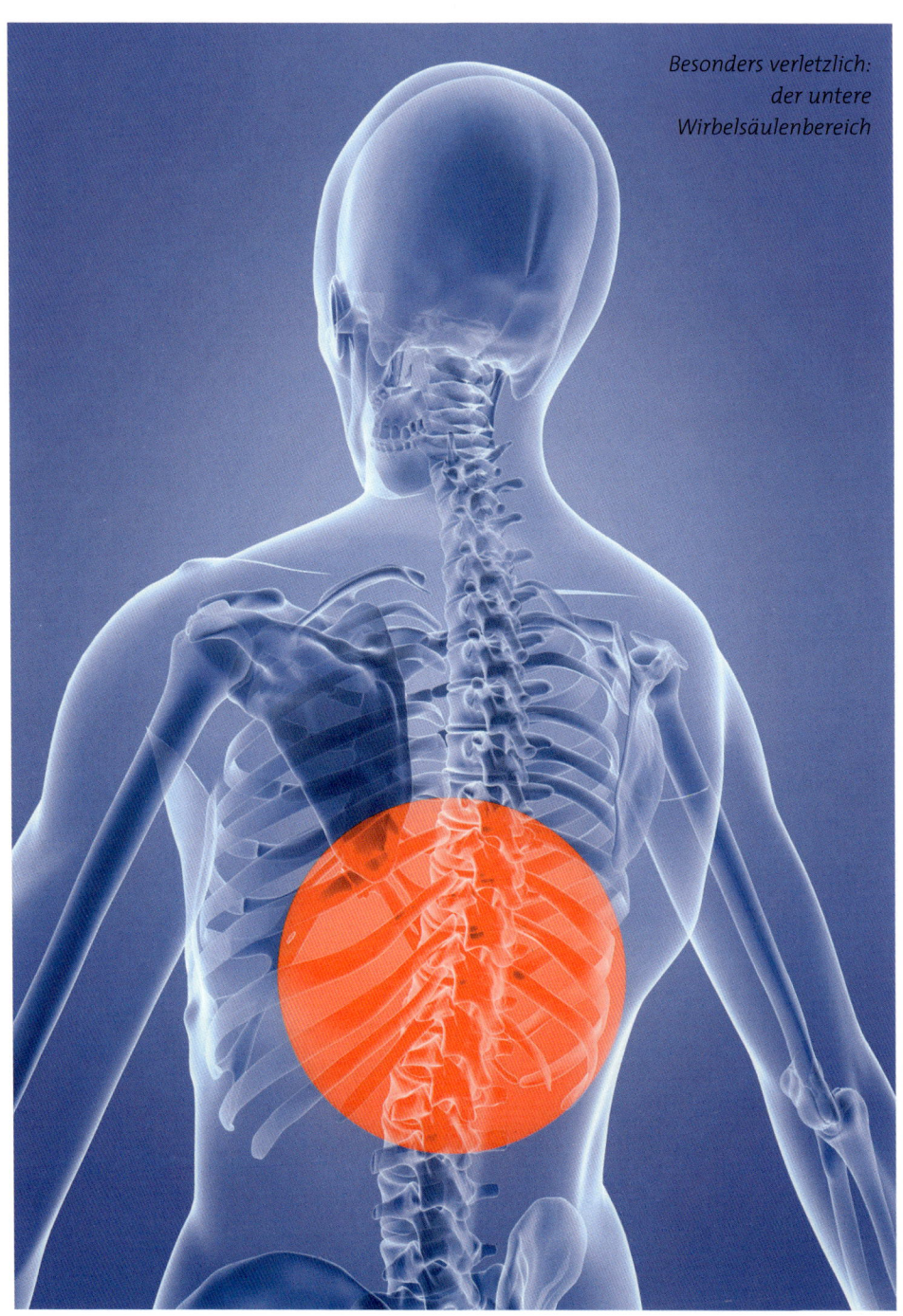

Besonders verletzlich: der untere Wirbelsäulenbereich

VOLKSKRANKHEIT RÜCKENSCHMERZEN

Laut einer neuen Langzeitstudie des Bundesverbandes der Betriebskrankenkassen (BKK) haben Rückenschmerzen in der Bevölkerung in den vergangenen zehn Jahren um 25 Prozent zugenommen. Bestürzend und bedrohlich ist der rasante Anstieg in der Statistik in den letzten zwei oder drei Jahren. Schon heute leiden laut BKK rund zwei Drittel der erwachsenen Bevölkerung zeitweise oder ständig an Rückenschmerzen. Experten befürchten, dass es in wenigen Jahren schon drei Viertel sein werden. Zugenommen hat vor allem die Anzahl jener, die täglich oder mehrmals in der Woche Schmerzen haben. Einen extremen Anstieg in der Statistik verzeichnen Personen mit chronischen Beschwerden. Offensichtlich korreliert der Anstieg der Rückenpatienten mit der zunehmenden Nutzung von Computern. Längst ist der Bildschirm als Bösewicht und schlimmster Feind unserer Wirbelsäule ausgemacht – eine äußerst besorgniserregende Entwicklung vor allem im Hinblick auf die Gesundheit unserer Kinder.

IMMER MEHR KRANKSCHREIBUNGEN

❖ Etwa jeder vierte Patient, der wegen Rückenbeschwerden den Arzt aufsucht, wird auch gleich krankgeschrieben. Ist ja auch verständlich: Wenn das Kreuz unerträglich schmerzt, kann man nicht arbeiten.

❖ 11 Prozent der krankgeschriebenen Rückenpatienten bleiben bis zu einer Woche arbeitsunfähig, 7 Prozent bleiben zwischen 8 Tagen und 3 Wochen krank, 8 Prozent länger als drei Wochen.

❖ Immerhin bleibt mehr als die Hälfte dieser Patienten, nämlich 55 Prozent, trotz ihrer Rückenschmerzen zunächst noch bedingt arbeitsfähig. Viele von ihnen werden freilich irgendwann später ebenfalls krankgeschrieben.

❖ Etwa ein Drittel der Menschen, die unter Rückenschmerzen leiden, gehen zunächst überhaupt nicht zum Arzt, sondern bestenfalls erst mal in die Apotheke, um sich ein rezeptfreies Schmerzmittel zu kaufen.

RÜCKENSCHMERZEN MEIST BERUFSBEDINGT

Noch mehr Statistik: Etwa 30 Prozent der Betroffenen geben an, dass sie sich ihre Rückenschmerzen im Berufsalltag eingehandelt haben, vor allem durch Heben und Schleppen schwerer Gegenstände, falsche Körperhaltung, zu langes Sitzen, durch körperlichen Verschleiß und durch allgemeine Überlastung. Fast immer sind es die Lendenwirbel, die Schmerzen bereiten, nämlich bei 73 Prozent der Patienten. Bei 27 Prozent schmerzen Schulter, Nacken oder andere Rückenbereiche.

Nach einer meist knappen Kurzuntersuchung beim Praxisarzt erhalten zwei Drittel der Schmerzgeplagten wenigstens schon mal ein Rezept für ein Schmerzpräparat, das sie sich in der Apotheke abholen können (zehn Jahre vorher war es nur ein Drittel der Patienten). Dafür wird immer mehr Krankengymnastik verordnet. Vor gut zehn Jahren bekamen laut Krankenkassenstatistiken rund 22 Prozent der Patienten eine solche Behandlung verschrieben, inzwischen sind es 61 Prozent. Auch chiropraktische Maßnahmen haben stark zugenommen, von 7 auf 27 Prozent.

Doch leider: Nur ein Fünftel der Rückenschmerzgeplagten blieb trotz aller Bemühungen und Verordnungen eine ganze Woche lang schmerzfrei. Bei 81 Prozent kehrten die Schmerzen zurück, bei rund 20 Prozent der Männer und Frauen bereits nach einer Woche. So ganz ohne Beschwerden über einen Zeitraum von einer bis zwei Wochen waren nur 10 Prozent, weitere 10 Prozent hatten sogar zwischen zwei und vier Wochen keine Beschwerden. So richtig glücklich waren nur 17 Prozent der vom Arzt oder der Ärztin Behandelten, bei ihnen traten die Schmerzen nach der Therapie nicht wieder auf.

UNSER FEIND, DER BILDSCHIRM

- *Der Bundesverband der Betriebskrankenkassen teilt die Rückenschmerzbetroffenen in vier Gruppen ein: Die nur gelegentlich Betroffenen stellen mit 46 Prozent die größte Gruppe dar, meistens geplagt von Lendenwirbelsäulenschmerzen. Es handelt sich häufig um berufstätige Männer mit höherem Schulabschluss.*

- *Als »Schreibtischtäter« bezeichnet der BKK die zweitgrößte Gruppe: 27 Prozent leiden berufsbedingt durch die ständige Arbeit am Computer, sie haben Verspannungen der Muskulatur, häufig im oberen Rückenbereich.*

- *18 Prozent der chronisch Rückenschmerzgeplagten sind Frauen und älter als 50 Jahre. Statistisch gesehen, haben sie Übergewicht und führen ihre Schmerzen auf Abnützung zurück. Ältere Rückenkranke bilden mit 9 Prozent der Patienten die kleinste Gruppe. Meist handelt es sich dabei um Frauen über 60 Jahre, die zudem übergewichtig und in ihrer Bewegungsfähigkeit eingeschränkt sind.*

❖ Laut BKK ist der Anteil der Schmerzbetroffenen durch Computernutzung in den letzten zehn Jahren von 41 auf 59 Prozent angestiegen – mit weiter steigender Tendenz. Denn immer mehr Menschen verbringen immer mehr Zeit vor dem Bildschirm, inzwischen sitzen 64 Prozent täglich mindestens einmal vor dem Monitor. Vor zehn Jahren war es weniger als die Hälfte.

❖ Auch die Anzahl der täglich vor dem PC verbrachten Stunden ist gewachsen, von durchschnittlich 3,1 auf 3,7 Stunden. Neben Rückenschmerzen und Muskelverspannungen kommt es dabei bei 28 Prozent der Betroffenen auch zu Schmerzen in den Augen.

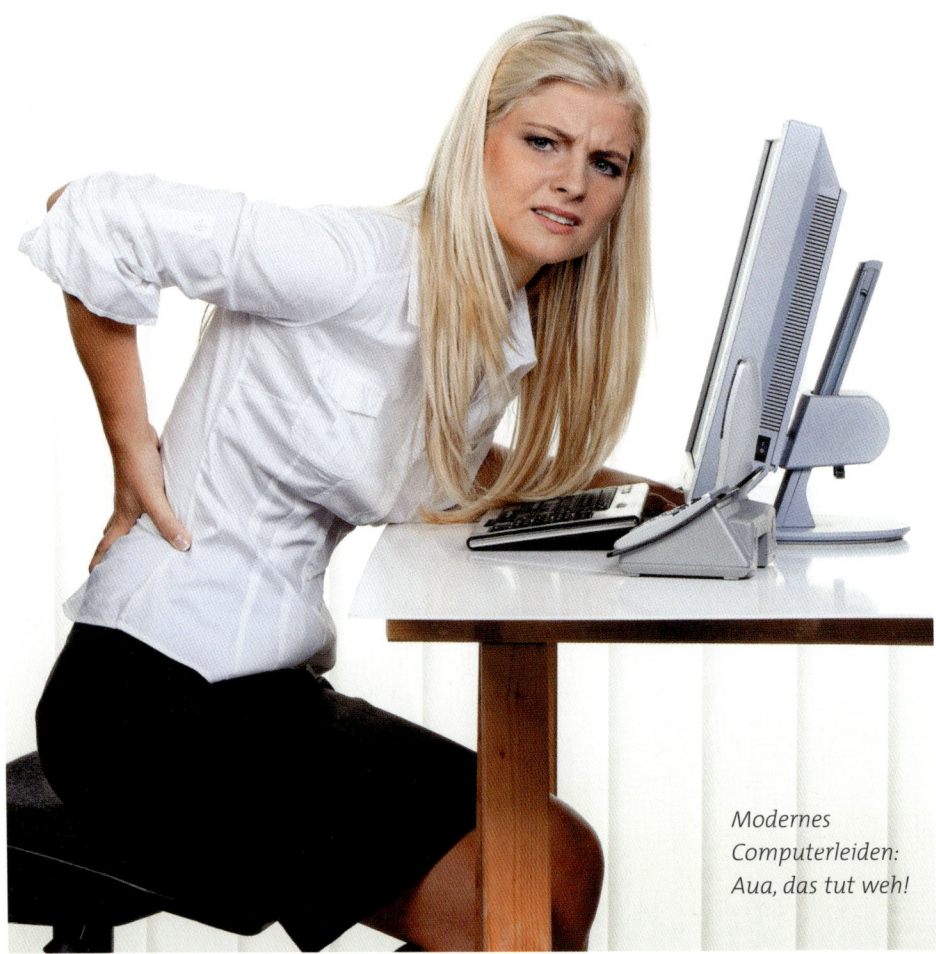

Modernes Computerleiden: Aua, das tut weh!

WIE SCHMERZEN ENTSTEHEN

Unser zentrales Nervensystem (ZNS), Gehirn und Rückenmark, steuert unseren Körper über afferente und efferente Nervenfasern. Die afferenten Fasern leiten Erregungsreize zum ZNS hin, die efferenten leiten solche Reize vom ZNS weg, z. B. zu den Muskeln. Die afferenten Nerven sind an allen unseren Sinneswahrnehmungen beteiligt, dafür benötigen sie bestimmte Schmerzrezeptoren, die so genannten Nozirezeptoren. Die finden sich in hoher Anzahl, rund 3 Millionen Mal, überall in unserem Organismus, in den Muskeln, den Gelenken, Bandscheiben oder im Bindegewebe. In den Bandscheiben formieren sie sich erst dann, wenn bereits ein bestimmter Verschleiß eingetreten ist. Deshalb ist es wichtig, frühzeitig an die Gesundheit der Wirbelsäule zu denken, damit sich keine Abnutzungserscheinungen und auch keine Schmerzanfälligkeit einstellen.

Norzirezeptoren wollen uns natürlich schützen und warnen. Deshalb gibt es sie in drei Typen:

1) Solche, die auf spitze Reize reagieren, wenn wir uns also z. B. mit einer Nadel stechen,

2) solche, die zusätzlich auf Hitze oder chemische Reize reagieren und

3) wiederum andere, die auf alle drei dieser Reiztypen reagieren.

Wie so viele andere Bestandteile unseres Organismus und unserer Wirbelsäule sind auch Nozirezeptoren ein Wunder der Natur. Sie verspreizen sich als unendlich feine freie Nervenendigungen in der Dermis, der unter der Oberhaut gelegenen Hautschicht. An ihren Enden sind sie verzweigt, damit sie eine möglichst große Fläche abtasten und überwachen können.

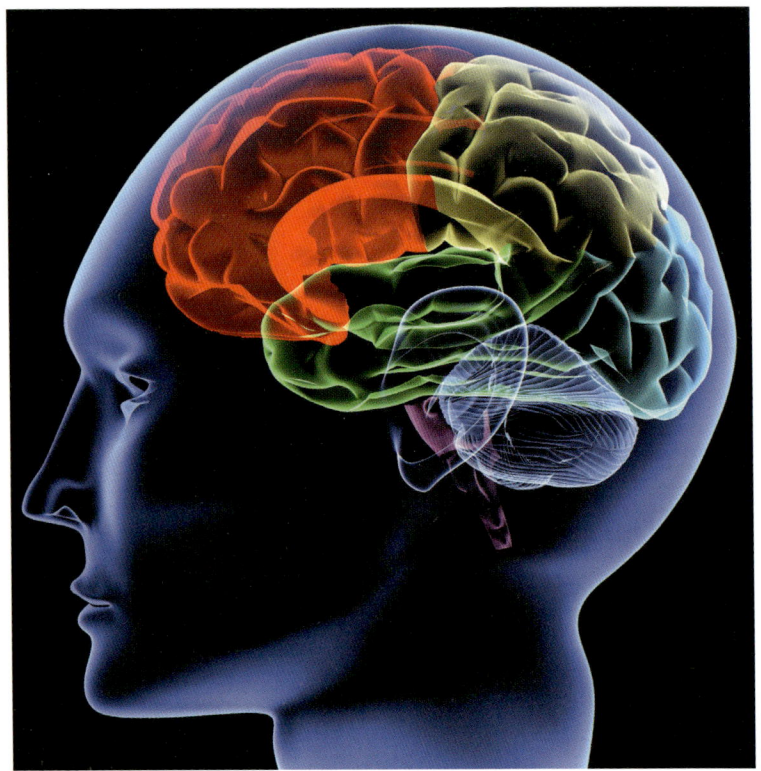
Schmerzen entstehen im Gehirn

Diese Schmerzfühler reagieren also auf äußere Einwirkungen und leiten das Schmerzsignal ans Gehirn weiter. Unser Gehirn legt dann Ort, Art und Stärke des Schmerzreizes fest, sagt uns also, wo und wie stark es irgendwo weh tut. Entscheidend dabei ist, wo im Gehirn das Signal ankommt.

AUF SCHMERZEN PROGRAMMIERT

Wenn wir uns viel und vernünftig bewegen, uns gesund ernähren und auch ausreichend schlafen, tun uns die für unsere Wirbelsäule zuständigen Nozirezeptoren im wahrsten Sinne des Wortes nicht weh. Sie lassen uns dann gewissermaßen in Ruhe – und wir fühlen uns körperlich wohl. Freilich dürfen wir diese Schmerzmelder nicht unnötig reizen, sonst nämlich bereiten sie uns Unannehmlichkeiten.

Unser Schmerzempfinden ist subjektiv, es lässt sich in drei unabhängige Komponenten unterteilen:

1) Die sensorische Komponente. Die sagt uns, wo der Schmerz lokalisiert ist und ob er ziehend, pochend, stechend oder irgendwie andersartig auftritt.

2) Die emotionale Komponente. Die vermittelt uns einen gefühlsmäßigen Eindruck des Schmerzes, sagt uns also, ob der Schmerz leicht zu ertragen, quälend oder gar unerträglich ist.

3) Die evaluative Komponente. Die vergleicht vorangegangene Schmerzerfahrungen mit dem aktuell auftretenden Schmerz.

Für uns Ärzte ist die Schmerzerfassung ein außerordentlich wichtiges Kriterium für die Therapieplanung. Schmerzerfassungsbögen oder Schmerztagebücher, in denen das subjektive Schmerzerleben eingetragen ist, sind bei der Diagnose eine große Hilfe. Interessant: Das Schmerzgedächtnis, das sich im Patienten einprägt, kann dazu führen, dass sich der oder die Betroffene an einen Schmerz erinnert, auch wenn die Ursache für diesen Schmerz gar nicht mehr vorhanden ist. Unser Körper erinnert sich an den Schmerz, ruft ihn ab, und wir leiden darunter. Auf diese Weise kann es sein, dass sich Schmerz einprogrammiert hat.

SCHMERZSUBSTANZEN

❖ Schmerzentstehung ist natürlich viel komplizierter als hier geschildert. Sie ist ein biophysikalischer Vorgang, an dem zahlreiche Substanzen beteiligt sind. Ein einmal gereizter Schmerzrezeptor, beispielsweise im Bereich der Lendenwirbel, setzt zunächst ein elektrisches Signal über Nervenbahnen zum Gehirn ab.

❖ Wenn ein Schmerzrezeptor gereizt wird, z. B. durch gekrümmtes Sitzen am Lenkrad, verschickt er nicht nur ein elektrisches Signal ans Gehirn, sondern stimuliert auch die Synthese einer ganzen Reihe von Nervenpeptiden und Entzündungsstoffen. Dazu zählt Substanz P, ein Eiweiß, das aus lediglich 11 Aminosäuren besteht, es wird von Nervenzellen, aber auch von Leukozyten (weißen Blutkörperchen) gebildet. Substanz P erweitert Blutgefäße und macht Schmerzneurone im Rückenmark empfindlicher.

❖ Pharmaunternehmen bemühen sich derzeit, hemmende Gegenmittel gegen Substanz P zu entwickeln, als neue Wirkstoffe in der Schmerztherapie. Allerdings ist das Protein eine Erfindung der Natur, die uns über Schmerzen und Entzündungen auf Gefahren hinweisen und Heilungsprozesse unterstützen möchte. Viel vernünftiger wäre es, die Wirbelsäule durch Gymnastik, Ernährung und ausreichend Schlaf zu stärken. Dann entstehen auch keine Schmerzen, und wir brauchen keine Schmerztabletten aus der Apotheke.

❖ Zu den Schmerz- und Entzündungsstoffen zählen vor allem auch Gewebshormone, wie speziell Prostaglandine. Von denen gibt es wiederum unterschiedliche Typen. Sie werden in Gefäßwänden aus ungesättigten Fettsäuren synthetisiert und freigesetzt, leben aber nur extrem kurz, meist nur wenige Sekunden lang. Weil sie zudem nur in ihrem lokalen Freisetzungsbereich wirksam werden, sind sie selbst durch hochmoderne Analyseverfahren nur schwer zu entdecken.

❖ Die vorwiegend in Fleisch und Käse konzentrierte Arachidonsäure ist Rohstoff für die Produktion von Prostaglandinen vom Typ 2, die besonders entzündungsfreundlich sind. Für einen milderen Entzündungsverlauf sorgen Fettsäuren aus Fisch oder aus pflanzlichen, fettreichen Lebensmitteln, wie Avocado, Oliven, Pflanzenölen, Hülsenfrüchten, Nüssen, Samen und Kernen.

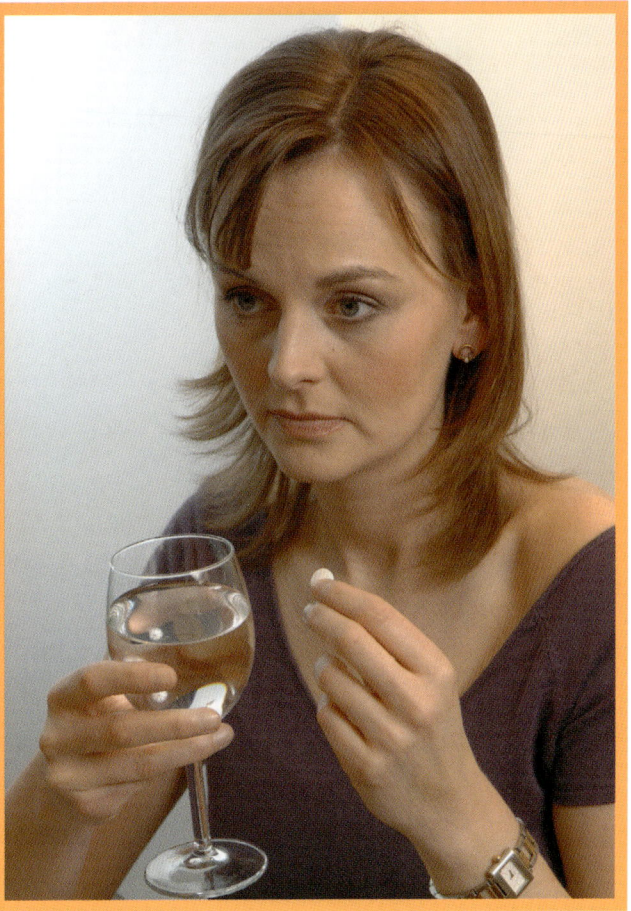

Der Griff zur Schmerzpille: Symptombekämpfung statt Heilung

In der internationalen Schmerztherapie ist bekannt, dass die typischen Fleisch-, Hackfleisch- und Wurstesser meist unter ausgeprägteren Schmerz- und Entzündungsprozessen leiden als etwa Menschen, die hin und wieder auch mal einen vegetarischen Tag einlegen.

❖ Neben den Prostaglandinen und Substanz P gibt es noch eine ganze Reihe weiterer Mediatoren, die an Schmerzprozessen beteiligt sind, wie so genannte Thromboxane, Leukotriene oder Bradykinin, die durch bestimmte Reize an bereits chronisch belasteten Körperstellen regelrecht wütend reagieren und folternde Schmerzen auslösen können. Allerdings: Völlig aussichtslose Schmerzfälle gibt es nicht, jedem Patienten kann geholfen werden.

WENN SCHMERZEN CHRONISCH WERDEN

Wir Orthopäden in speziellen Fachkliniken haben ständig mit Schmerzpatienten zu tun. Nicht selten erübrigt sich die Frage: »Wo rühren die Schmerzen her?« In den meisten Fällen sind falsche Sitz- und Körperhaltung die Ursache, das verdrehte Heben schwerer Gegenstände bei unterkühltem Rücken oder mehrstündige Bettruhe auf physiologisch ungeeigneten Matratzen. Lesen Sie dazu bitte auch im Folgenden die Tipps der Deutschen Wirbelsäulenliga, wie man Rückenschmerzen im Alltag vermeiden kann.

Frauen oder Männer mit Schmerzen im Wirbelsäulenbereich sollten möglichst frühzeitig die orthopädische Praxis aufsuchen – zur ersten Abklärung möglicher Ursachen. Je später es zur ärztlichen Betreuung kommt, desto schwieriger wird die Therapie. Dazu ein Beispiel: Wenn sich eine Bandscheibe durch starke und einseitige Belastung abnutzt, verliert sie zwangsläufig an Höhe und damit auch ihre wichtige Funktion als Stoßdämpfer im Rückgrat. Die Folge: Die Wirbelsäule rutscht etwas in sich zusammen, der Druck auf die Wirbelgelenke erhöht sich. Die Disposition für chronische Schmerzen ist bereits da.

TELEFONLEITUNG IN DIE BANDSCHEIBE

Um der bedrohten Wirbelsäule mit Selbstheilungskräften zu helfen, lässt der Organismus nun feinste Äderchen ins Innere der betroffenen Bandscheiben wachsen – also dorthin, wo es normalerweise gar keine Blutgefäße gibt und geben sollte. Wie bereits erwähnt, funktioniert ja die Nährstoffversorgung der Bandscheibe durch Diffusion, also durch Flüssigkeitsaustausch, der wiederum durch eine gesunde Druck- und Pumpfunktion im Laufe des Tages gewährleistet ist.

Unser Wirbelsäulenstoffwechsel spielt also gewissermaßen Feuerwehr in der Not: Durch die Ausspreizung feinster Kapillaren in den Bandscheiben bemüht sich der Organismus, mehr Biostoffe, wie Vitamine, Spurenelemente oder Eiweißbausteine, in die Bandscheiben einzuschleusen, damit diese mit deren Hilfe ihre Substanz regenerieren und wieder wachsen können. Ein Rettungsprogramm, das dazu dient, dass nicht noch mehr Bandscheibensubstanz verlorengeht. Außerdem baut der Organismus Schmerzfasern in die normalerweise völlig nervenfreie und gefühllose Bandscheibe ein. Dies ist ebenfalls ein Notprogramm der Natur, eine Vorsichtsmaßnahme. Damit will die Natur der bedrohten Bandscheibe ein Instrument zur Hand geben, mit dessen Hilfe sie sich bei einer weiteren Gefährdung durch Schmerzsignale melden kann. Also so etwas Ähnliches wie eine Direkttelefonleitung, über die die Bandscheibe das Gehirn bitten kann: »Ich brauche Hilfe! Ich bin entkräftet, jetzt bitte keine weitere falsche Belastung!«

Diese winzigen »Schmerzfabriken«, die Signale aussenden, machen die Bandscheibe nur leider noch schmerzempfindlicher. Die beginnt nun auch ohne große Bewegung weh zu tun, der Schmerz wird mehr und mehr chronisch. Jetzt kann bereits eine ansonsten harmlose Drehung im Bett Schmerzen verursachen, die in der Bandscheibe selbst entstehen – wo sonst die Schmerzen meist im umliegenden Bereich von Wirbelkörpern, Muskeln oder Bändern entstanden sind.

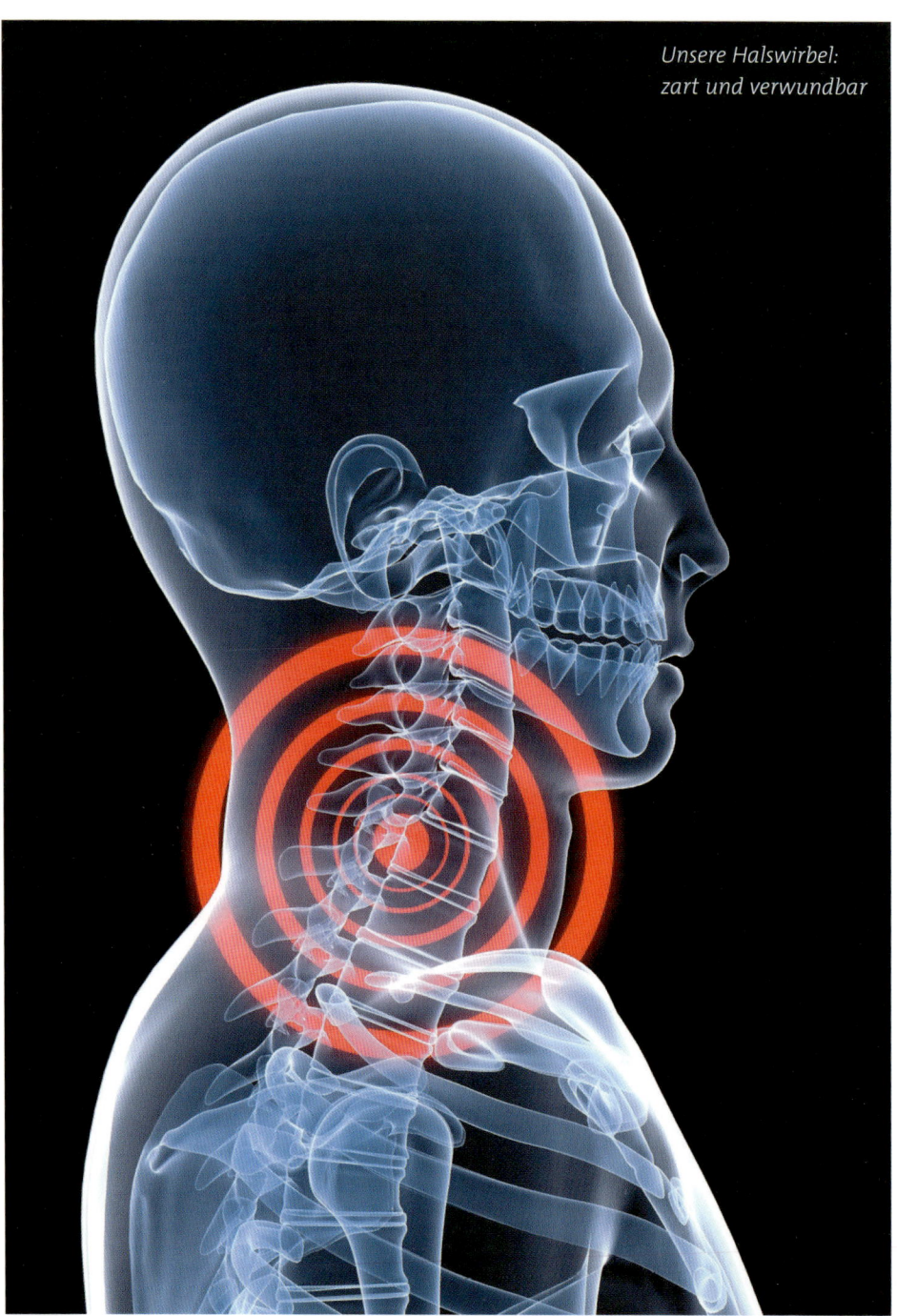

Unsere Halswirbel: zart und verwundbar

MUSKELBELASTUNGEN SIND SCHULD

- Besonders häufig werden die Schmerzmelder in Bandscheiben durch Muskelverspannungen gereizt. Umgekehrt sind Muskeln wiederum Leidtragende von Verschleißerscheinungen und Fehlstellungen des Rückens. Ist schon mal ein Teil der Bandscheibe geschwächt, greift er auch schädigend in seine Nachbarschaft ein.

- Empfindlich ist vor allem unsere vergleichsweise zarte Halswirbelsäule, anhaltende Muskelverspannungen führen hier zu chronischen und oft quälenden Schmerzen. Auch sie werden häufig durch zu langes Sitzen am Computer verursacht, bevorzugt dann, wenn man mit verdrehtem und starr vorgeschobenen Kopf auf einem physiologisch ungesunden Stuhl sitzt und einem gleichzeitig die kühle Zugluft aus dem gekippten Fenster um den Nacken fächelt.

- Ein geschulter Orthopäde kann derlei Verspannungen meist gut tasten. Die verhärteten Muskelstränge kann sogar der oder die Betroffene bei entsprechenden Bewegungen selbst spüren. Häufig bilden sich regelrechte Verhärtungsknoten, die so genannten Myogelosen, oder sogar Verkalkungen und Verknöcherungen in der Muskulatur.

- Verhängnisvoll wirkt sich oft aus, dass die Schmerzempfindlichkeit durch chronischen Schmerz noch zunimmt. Manche Patienten sind bereits derart sensibilisiert, dass eine leichte, harmlose Berührung, z. B. am Oberarm, einen echten, zuweilen sogar unerträglichen Schmerz auslöst. Wir wissen ja selbst, dass wir unter bestimmten Umständen sensibler reagieren. So z. B. wenn wir mit einer fiebrigen Erkältung sogar in stark beheizten Räumen frieren, was sonst niemals der Fall wäre.

GENETISCHE MUTATIONEN

Dauerbelastung und Dauerschmerz haben oft viel schwerwiegendere Folgen als etwa die Summe unterschiedlicher Belastungs- oder Schmerzreize. Dann kann es zu so genannten Punktmutationen in den Genen in unseren Chromosomen, den Erbanlagen, kommen, eine gehäufte Anzahl solcher Mutationen kann zu Veränderungen im Zellgeschehen führen. Dazu ein Beispiel aus einer ganz anderen Welt unseres Körpers: Wenn sich ein Mensch über Jahre oder Jahrzehnte hinweg extrem überkalorisch mit Fettem und Süßem ernährt, meinen seine Gene irrtümlich, er lebt nun in einer Umgebung, in der für ihn eine solche massive Kalorienzufuhr lebensnotwendig ist. So genannte Obesity-Gene (von englisch Obesity = Fettleibigkeit) mutieren nun, sorgen dafür, dass sich Fettzellen geöffnet halten, um ständig noch mehr Triglyzeride, also Fettmoleküle, aufzunehmen.

So ähnlich kann es sich auch mit der Entstehung von Schmerz verhalten. Schmerzsignale werden – wie auch Glückshormone – in der so genannten aktiven Zone der Nerventerminals, also an den Synapsen, dem Grenzbereich zwischen Neuronen gewissermaßen zur benachbarten Nervenzelle hinüber gefunkt. Dabei helfen Neurotransmitter, Nervenbotenstoffe, wie z. B. L-Glutamat oder die bereits erwähnte Substanz P. Weil es in unserem Körper rund 300 Milliarden Neuronen gibt, können permanent wiederholte Schmerzereignisse zu einem Elektronengewitter von Billiarden und Trillionen Neurotransmitter-gefunkten Schmerzsignalen führen, kreuz und quer durch unser gesamtes Nervensystem und Gehirn.

DAUER-BOMBARDEMENT

Einem solchen Dauerbombardement sind die sensiblen, mit einer geleeartigen Flüssigkeit ausgefüllten Spaltsynapsen zwischen Neuronen womöglich nicht gewachsen. Sie passen sich über Genmutationen diesen Veränderungen an. Eine solche Entwicklung dauert meist drei Monate oder länger. Danach sind Nervenzellen möglicherweise genetisch umprogrammiert. Und es genügt, den Oberarm lediglich zu berühren, um einen Schmerzreiz auszulösen.

Gerade im Wirbelsäulenbereich kommt es leicht zu einer Chronifizierung von Rückenschmerzen. Die Betroffenen meiden dann Bewegungen, die ihnen weh tun, damit beginnt ein Teufelskreis. Einseitiger oder völliger Mangel an Bewegung lässt Muskeln verkümmern, die wichtigsten Verbündeten für eine gesunde Wirbelsäule. Dadurch werden die Schmerzen noch schlimmer, die Menschen bewegen sich noch weniger – das Unheil nimmt seinen Lauf.

BESONDERS ANFÄLLIG: HALS- UND LENDENWIRBEL

❖ Orthopäden bezeichnen sie als zervikale und lumbale Bewegungselemente. An ihren Wirbelgelenkkapseln und auch an den Ischiasnerven sammeln sich besonders viele Schmerzrezeptoren.

❖ Von hier aus führen Schmerzabläufe in andere Körperregionen, aber auch Schmerzmeldungen aus der so genannten Peripherie wieder zurück in die für die Wirbelsäule zuständigen und dort auch beheimateten Schmerzfühler.

❖ Gerade dies kann zu beträchtlichen Irritationen führen. Bei manchen Patienten beschränkt sich das Schmerzempfinden nämlich nicht mehr auf den bestimmten, ursprünglichen Auslöserbereich im Rücken, sondern Schmerzen strahlen in ganz andere Körperregionen aus.

❖ Hals- und Lendenwirbel werden so zur allgemeinen Schmerzquelle. Deshalb muss es vordringlichste Aufgabe sein, diese verletzlichen Partien der Wirbelsäule zu schützen. Sonst entsteht eine Prädisposition für akut einsetzende, stechende Kreuzschmerzen, wie etwa beim so genannten Hexenschuss.

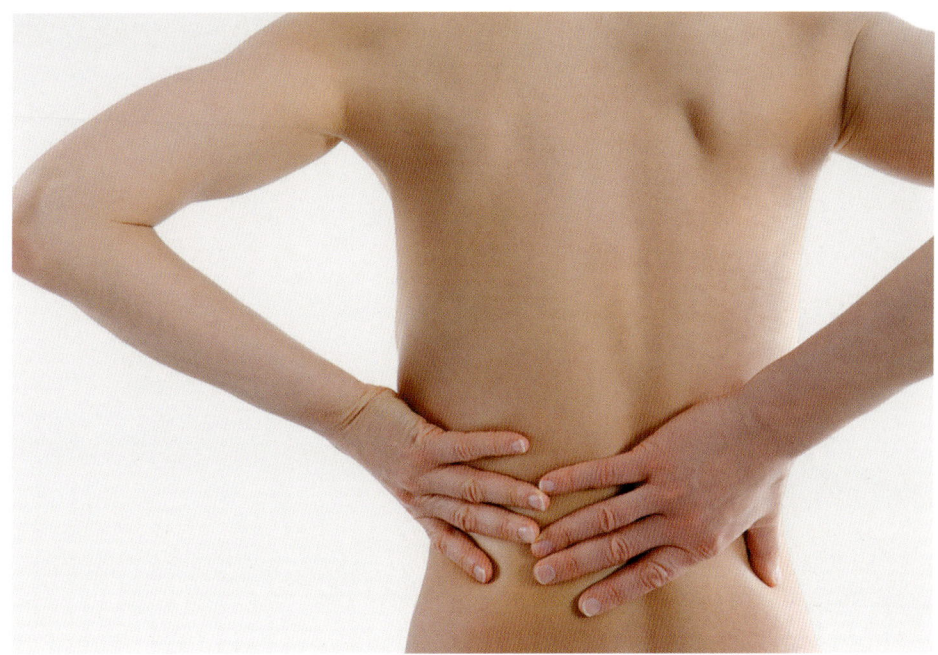

ISCHIAS, HEXENSCHUSS & BANDSCHEIBENVORFALL

Die zählen bekanntlich zu den meist gefürchteten Schmerzattacken auf unser Rückgrat. Denn jetzt sind Nerven massiv beteiligt. Die verlaufen meist in schützendem Gewebe und weitgehend unbehelligt. Wenn sie gereizt werden, beschweren sie sich über ihre elektrischen Signalwege im Gehirn – und dann tut's weh. Darin liegt übrigens auch der genetische Auftrag der Nerven, sie sollen ja Druck-, Stich-, Schnitt- oder andere Reize melden, damit sich unser Organismus in Schonprogrammen darauf einstellen kann. Deshalb dürfen wir unseren Schmerzsystemen nicht böse sein, wenn es irgendwo weh tut. Sie meinen es ja nur gut, sie wollen uns helfen.

Freilich können Schmerzen so folternd und unerträglich werden, dass wir sie nicht so ohne Weiteres als unsere Verbündeten betrachten können. Dies trifft vor allem für die drei Hauptschmerzverursacher zu:

1) Ischias
2) Hexenschuss
3) Bandscheibenvorfall

Auch hier gilt natürlich: Vorbeugung ist die beste Medizin. Aber auch mein persönlicher Leitsatz in der Schmerztherapie: »Jedem kann geholfen werden«.

1) Quälende Ischiasschmerzen

Der Ischiasnerv ist der mächtigste Nerv im Körper, deshalb kann er auch gehörig weh tun. Er entspringt dem Lenden- und Kreuzsegment des Rückenmarks, setzt sich aus mehreren Nervenwurzeln zusammen und zieht sich je nach Höhenlokalisation über die Streckseite des Hüftgelenks sowie über die Rückseite des Oberschenkels zur Kniekehle. Im Verlauf dieser Wegstrecke entsendet er Nervenäste an Oberschenkelmuskeln. Abhängig davon, welche Nervenwurzeln betroffen und gereizt sind, strahlen Lähmungs- und Taubheitsempfindungen sowie Schmerzen unterschiedlich weit ins Bein oder sogar bis in den Fuß aus.

Häufig kommt es auch zu Kribbelgefühlen oder »Ameisenlaufen«. Die auslösenden Nervenwurzeln können zusätzlich durch knöcherne Auswüchse, instabile Wirbelteile, durch entzündetes Gewebe, Blutandrang in rückenmarksnahen Venen oder auch durch verlagertes Bandscheibengewebe entstehen oder verstärkt werden. Bedrohlich kann es werden, wenn Schmerzen zwar zunächst nachlassen, Irritationen oder Fehlstellungen in nervennahen Bereichen aber verbleiben oder gar schlimmer werden. In solchen Fällen muss unbedingt der Arzt zu Rate gezogen werden. Als Ischias wird zumeist eine Neuralgie des so genannten Nervus ischiadicus bezeichnet, der charakteristische Schmerz tritt vorwiegend bei gestrecktem Knie und gebeugter Hüfte durch eine Dehnung des Nervs auf.

2) Plötzlicher Hexenschuss

Mediziner bezeichnen diesen jäh und auch ziemlich brutal einschießenden, stechenden Rückenschmerz als Lumbago oder auch als Dorsalgie. Ganz im Gegensatz zum Ischias, der durch Kompression der aus der Wirbelsäule austretenden Spinalnerven entsteht, wird der Hexenschuss durch eine Reizung von Nerven ausgelöst, die die Wirbelsäule selbst versorgen. Er entsteht meist in der Lendenwirbelsäule, aber auch im Nacken, begünstigt wird er durch plötzliche Anspannung unterkühlter Muskeln, kalte Zugluft oder falsche Bewegungen.

Für den Orthopäden ist die Abgrenzung zum Ischias nicht immer einfach. Häufigster Anlass für einen Hexenschuss ist eine Funktionsstörung der Gelenke im Bereich der Wirbelsäule, also der beweglichen Wirbelteile, mit denen auch Rippen verbunden sind. Zu den Ursachen können auch Blockaden im Bereich der Lendenwirbelsäule oder der so genannten Iliosacralgelenke beitragen, der gelenkigen Verbindung zwischen Kreuzbein und Darmbein. Zusätzlich zu den heftigen Schmerzen kommt es meist zu Muskelverkrampfungen und einer erheblichen, mitunter gar zeitweise völligen Bewegungseinschränkung. Nach einem bestimmten Zeitraum legen sich die Beschwerden meist wieder von allein.

3) Der akute Bandscheibenvorfall

Nicht selten kündigt sich ein solcher Prolaps durch eine so genannte Protrusion an, eine Bandscheibenvorwölbung. Dabei wölbt sich Bandscheibengewebe über die Kontur des Wirbelkörpers hinaus, wobei der festigende Faserring noch intakt bleibt. Der Vorfall selbst entsteht durch eine allmähliche oder auch rasche Verlagerung von Bandscheibengewebe meist nach hinten in Richtung Rückenmarkskanal oder auch seitlich in Durchtrittstellen von Nervenwurzeln. Sehr schnell kann es da durch den Druck auf Nervenwurzeln zu heftigen Schmerzen, auch zu Lähmungen oder Gefühlsstörungen kommen, zu pelzigen Empfindungen in Füßen und Unterschenkeln und unsicherem Gang. Betroffen sind oft Muskeln der Füße, der Zehen oder im Fußaußenrand.

Wie bereits erwähnt, werden Bandscheiben nicht über den Blutkreislauf mit Nährstoffen versorgt, sondern durch Diffusion. Dabei spielen durchlässige Membranen, welche die Knorpelringe voneinander trennen, die bedeutende Rolle. Diese Membranen können aber bei anhaltendem Bewegungsmangel oder Fehlhaltung einreißen, dann verlieren sie ihre Funktion, die Bandscheibe samt ihrem gallertartigen Kern trocknet aus. Bei einem Bandscheibenvorfall ist dieser elastische Gallertkern in seiner ursprünglichen Form praktisch nicht mehr vorhanden. Bandscheibenvorfälle haben also oft ihre Vorgeschichte, eine über Jahre hinweg anhaltende Schwächung aus den unterschiedlichsten Gründen.

Ursachen sind einseitige Belastungen oder eine Schwächung der Wirbel begleitenden Muskulatur, auch Erbanlagen können eine Rolle spielen. Vor allem Bewegungsmangel und falsche Sitzhaltung, speziell bei Büroarbeiten oder auch bei langen Autofahrten, begünstigen die Entstehung eines Bandscheibenvorfalls. Auch bei Schwangerschaften kann es mitunter zu einem entsprechenden Prolaps kommen.

WISSENSWERTES ÜBER DEN BANDSCHEIBENVORFALL

- Das statistische Durchschnittserkrankungsalter liegt bei 40 Jahren, am häufigsten ist die Lendenwirbelsäule betroffen.

- Symptome sind heftige, in Arme oder Beine ziehende Schmerzen, mitunter verbunden mit Taubheitsempfindungen. Es kann auch zu Lähmungserscheinungen kommen.

- Bandscheibenvorfälle können aber auch zunächst gar keine Symptome auslösen, oder derlei Warnzeichen werden gar nicht entdeckt. Bei der Untersuchung scheinbar gesunder Menschen, die nie Wirbelsäulenprobleme hatten, finden sich im Computertomogramm oder in der Kernspintomographie erstaunlicherweise bei 25 bis 28 Prozent Bandscheibenvorfälle. Freilich bauen sich hier bereits Risiken für einen möglicherweise schwerwiegenden Verlauf der Erkrankung auf.

- Meist werden Schmerzen gelindert, wenn man eine Rückenschonhaltung einnimmt, so z. B. in der Stufenlage. Lesen Sie darüber noch mehr im hinteren Teil dieses Buches. Die ärztliche Behandlung sollte möglichst rasch erfolgen, sonst können zunächst Schmerz leitende Nervenfasern und anschließend auch motorische Fasern zerstört werden.

- In den meisten Fällen hat eine konservative Schonbehandlung mit schmerzstillenden Medikamenten Erfolg. Wärmepackungen und Bäder können helfen, wichtig ist ein gezielter Neuaufbau von Rückenmuskeln durch krankengymnastische Übungen.

- Operative Maßnahmen sind umstritten, nach Einschätzungen moderner Experten sind 80 Prozent der Bandscheibenoperationen unnötig. Die früher meist üblichen Eingriffe mit dem Skalpell werden gottlob inzwischen mehr und mehr durch minimal-invasive und mikrochirurgische Eingriffe ersetzt. Mehr darüber weiter hinten in diesem Buch.

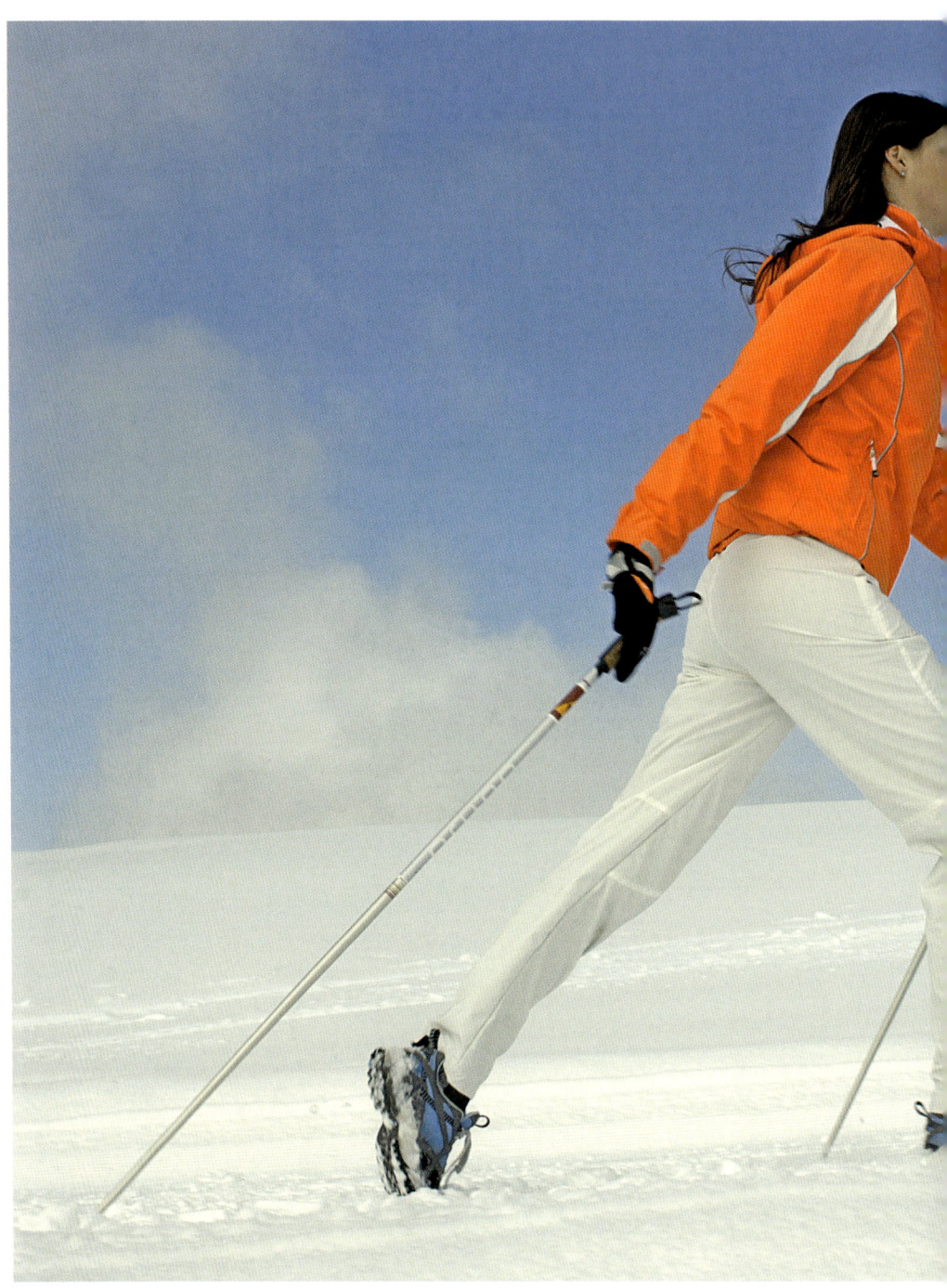

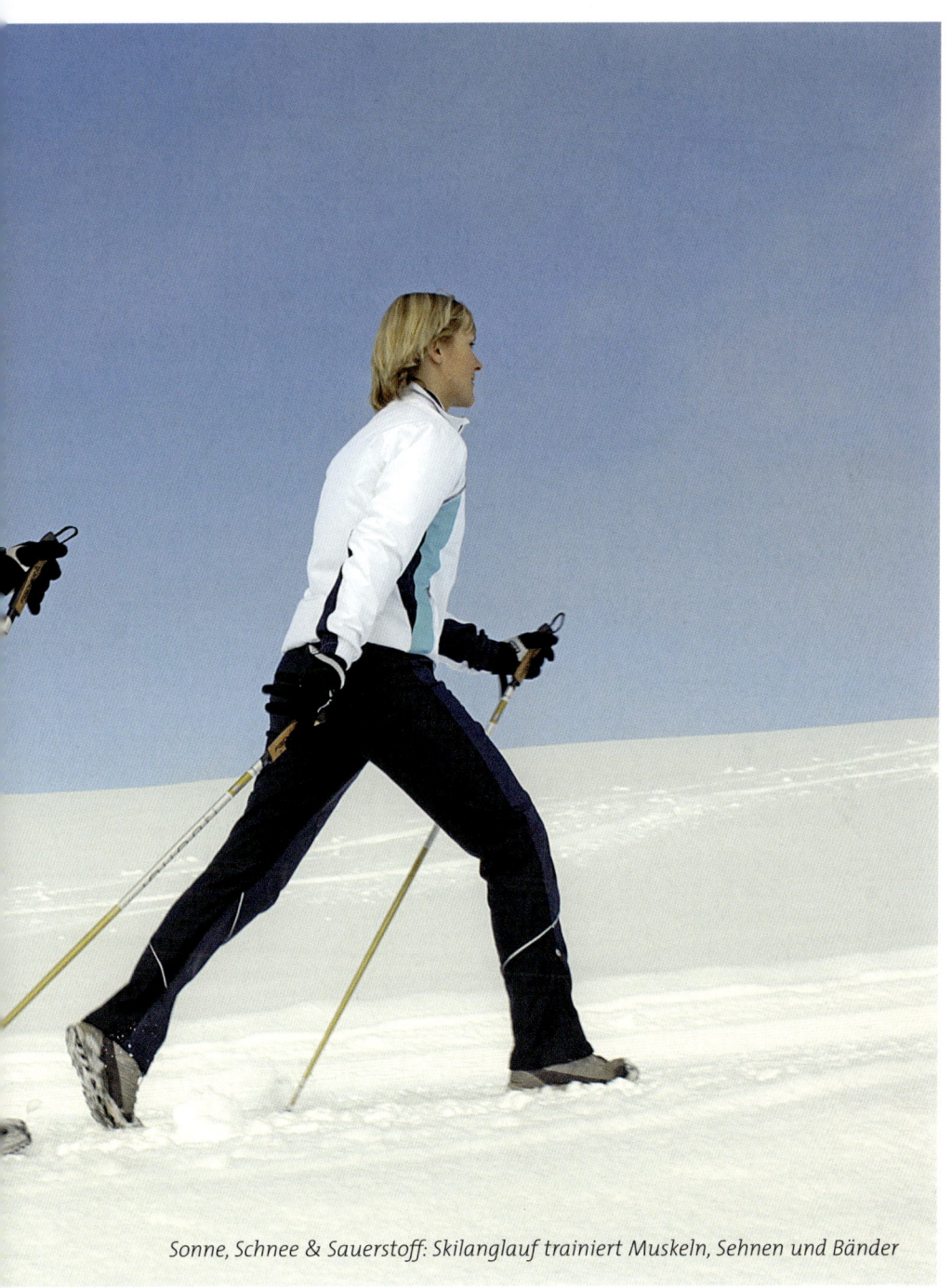

Sonne, Schnee & Sauerstoff: Skilanglauf trainiert Muskeln, Sehnen und Bänder

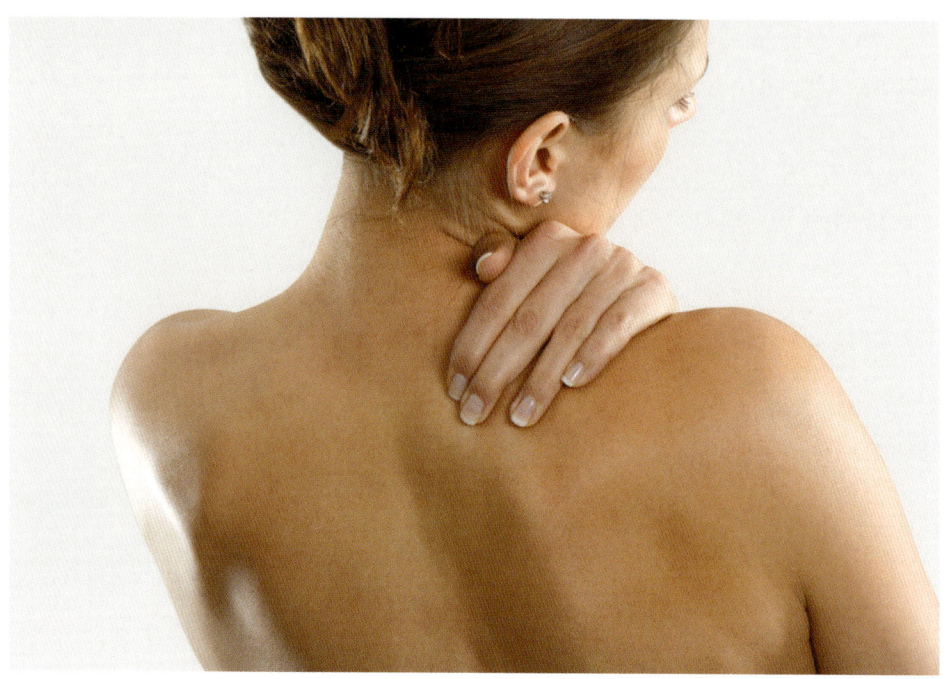

RÜCKENSCHMERZEN: GEFAHREN & RISIKEN

Bewegung, körperliche Aktivität, ist wichtigste Voraussetzung für eine gesund funktionierende Wirbelsäule. Weil sich Tiere in freier Natur viel bewegen, gibt es unter ihnen keine entsprechenden Beschwerden, ebenso wenig für kleine Kinder, die viel und springlebendig unterwegs sind. Anthropologen sind ziemlich überzeugt davon, dass bei unseren Vorfahren, den Neandertalern, Bandscheibenvorfälle bestenfalls (und sehr selten) durch traumatische Einwirkungen entstanden, also etwa durch Stürze, Jagdunfälle oder als Folge von kriegerischen Auseinandersetzungen.

Wie kein anderer Körperteil ist unsere Wirbelsäule auf Bewegung angewiesen. Die Gründe:

– Bandscheiben werden, wie erwähnt, nicht über Blutgefäße ernährt, sondern – ähnlich wie mit einer Pumpe – über Diffusion, den Flüssigkeitsaustausch. Der Gallertkern der Bandscheibe lässt sich durch Druck verformen, aber nicht komprimieren. Wenn wir uns also beugen, weicht der Kern zur entgegen gesetzten Seite aus, kehrt anschließend – wenn wir wieder eine aufrechte Haltung einnehmen – zu seiner ursprünglichen Position zurück. Im Ruhe- oder im entlasteten Zustand saugt die Bandscheibe Nährflüssigkeit auf, die gleichzeitig als Puffer dient. Bei Belastung, wenn wir z. B. einen Gegenstand anheben, presst die Bandscheibe Flüssigkeit und Schadstoffe ins angrenzende Gewebe aus.

– Bewegung kurbelt den Kreislauf an, dann strömt mehr wärmendes Blut durch die Rückenmuskulatur, die Wirbelsäule wird geschmeidiger, Spannungen, Verkrampfungen bauen sich ab. Und was ganz entscheidend ist: Neue Muskelmasse baut sich auf, als schützendes Paket über den gesamten Verlauf des Rückgrats.

– Wirbelkörper funktionieren ähnlich wie Kettenglieder oder Scharniere, sie wollen stets gut »geölt« und beansprucht werden. Sonst rosten sie ein und verlieren ihre Flexibilität.

WO RISIKEN SITZEN UND GEFAHREN LAUERN

Wenn Orthopäden den Ursachen für Rückenschmerzen auf den Grund gehen, stoßen sie immer wieder auf dieselben fünf Auslöser:

1) Auto
2) Betten, Matratzen
3) Büro
4) Haushalt
5) Sport

Erstaunlich: Gerade in vertrauter Umgebung werden die häufigsten Sitz- und Haltungsfehler begangen.

WAS MAN IM AUTO ALLES FALSCH MACHEN KANN

Dass so ein Platz, eingequetscht hinterm Lenkrad, den Fuß stundenlang auf dem Gaspedal, nicht gerade die Position ist, die sich die Natur ausgedacht hat, leuchtet jedem ein. Leider sind viele Menschen aufs Auto angewiesen. Nur: Sie verbinden die physiologischen Nachteile des Dauersitzens auch noch mit verdrehter, verkrümmter Haltung. Rastpausen sind meist unerwünscht, weil irgendein Termin angesagt ist und die Zeit drängt, obwohl einen das Fahrzeug ohnehin schon viel schneller vorankatapultiert, als es die eigenen Füße vermöchten.

Rund 90 Prozent aller Reisen oder zurückgelegten Entfernungen werden mit Autos, Bussen oder LKW bewältigt. Männer rollen durchschnittlich täglich 70 Kilometer dahin, Frauen 54 Kilometer. Die Deutsche Wirbelsäulenliga hat die Beziehung zwischen Auto und Rückgrat genauer unter die Lupe genommen und dabei Überraschendes festgestellt: Solange das Auto nicht rollt, z. B. an einer roten Ampel, besteht zwischen dem Sitzen hinterm Lenkrad und jenem im Polstersessel kein großer Unterschied. Wenn die Ampel aber auf Grün schaltet, ändert sich dies sofort. Jetzt ist der Körper unablässig den verschiedensten Kräften ausgesetzt, durch Beschleunigen und Bremsen, Kurvenneigungen Erschütterungen, Rütteln und Stößen, verursacht durch Unebenheiten der Fahrbahn. Die Beine ruhen passiv auf Gaspedal und Fußmatte, können den Körper nicht stützen – wie etwa im Sessel, wo die Füße auf dem Boden stehen.

ERHÖHTE BELASTUNG DER WIRBELSÄULE

❖ Die zahlreichen Erschütterungen und Ministöße beim Autofahren beeinträchtigen die natürliche Schwingung der Wirbelsäule gehörig und setzen das Rückgrat einer erhöhten Dauerbelastung aus.

❖ Dazu ein bisschen Physik: Unsere Lendenwirbelsäule hat eine natürliche Schwingungsfrequenz von 4 bis 5 Hz, darauf ist sie genetisch seit jeher eingerichtet. Wenn diese feinen Wellenbewegungen und Vibrationen aus der Balance geraten, kommt es zu Verspannungen, das Risiko für Rückenschmerzen steigt. Dies gilt besonders für Frauen und Männer, die viel Zeit beim Autofahren und vor dem Computer verbringen.

❖ In den USA und in Schweden wurden umfangreiche Studien über den Zusammenhang zwischen Autofahren und Rückenproblemen unternommen. Dabei hat sich herausgestellt, dass die Hälfte der Autofahrer unter Rückenschmerzen leiden. Je länger Autofahrten sind und je permanenter die Erschütterungen auf das Rückgrat einwirken, desto dramatischer steigen die Risikofaktoren für Erkrankungen speziell von Hals- und Lendenwirbeln an. Kritisch wird es ab einer ununterbrochenen Fahrdauer von 4 Stunden – da macht die Wirbelsäule dann irgendwann nicht mehr mit.

DER IDEALE AUTOSITZ

Die National Library of Medicine in Bethesda (US-Staat Maryland), eine Einrichtung der amerikanischen Gesundheitsbehörde, reagiert auf die extrem gehäuften Fälle von Rückenbeschwerden durch Autofahren mit wissenschaftlichen Empfehlungen:

– Sitztiefe, von der Rückenlehne bis zur vorderen Sitzkante, und die Sitzhöhe sollten verstellbar sein und sich mit wenigen Handgriffen ergonomisch auf die Bedürfnisse des Fahrers einstellen lassen.

– Auch die Neigung der Sitzfläche sollte verstellbar sein, ebenso die Rückenstütze, sie sollte sich sowohl vertikal als horizontal feststellen lassen.

– Auch die Armlehnen sollten breit, gut gepolstert und auf beiden Seiten verstellbar sein, ebenso eine Nackenstütze. Die Rückenlehne sollte zur Schockreduzierung gepolstert sein.

– Autositze müssen Erschütterungen gut abfangen können, sie müssen sich auch gut an die Beinlänge anpassen lassen.

Jeder Mensch ist ein Individuum, mit unterschiedlicher Körpergröße und -gewicht, verschieden langen Armen und Beinen. Ganz klar, dass ein einziger Standardsitz nicht allen Fahrern gerecht werden kann.

TIPPS FÜRS AUTOFAHREN

- ❖ *Legen Sie spätestens alle zwei Stunden Pausen ein, steigen Sie aus dem Fahrzeug aus und bewegen Sie sich etwas. Autofahren ist ermüdend, obwohl man über lange Strecken nur sitzt.*
- ❖ *Verändern Sie auch während der Autofahrt Ihre Körperhaltung. Beugen Sie sich ab und zu vor, lehnen Sie sich dann wieder zurück. Selbst geringfügige Bewegungen tun Ihrer Wirbelsäule gut.*
- ❖ *Ein Lordose-Kissen kann auf Höhe der Lendenwirbelsäule platziert werden, es sorgt für eine bessere Sitzhaltung, entlastet die Bandscheiben.*

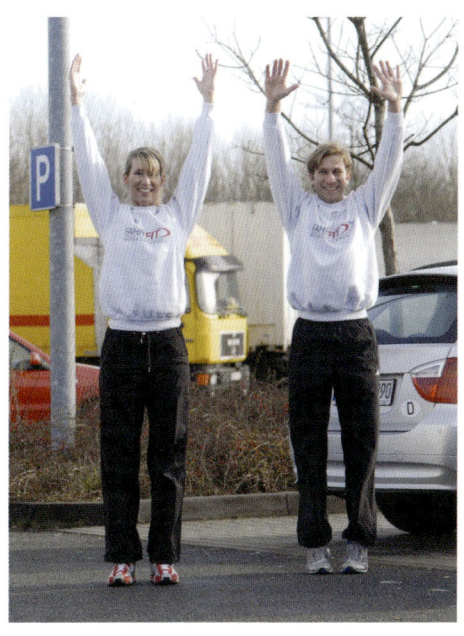 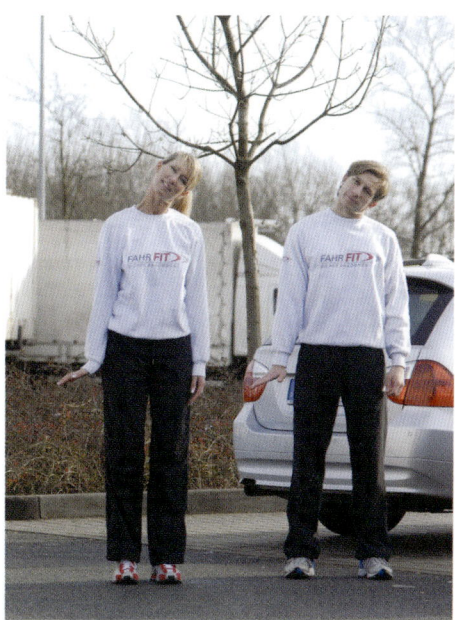

MACH MAL PAUSE!

Ein kurzer Stopp mit Mini-Übungen regt den Kreislauf an, sorgt für eine bessere Durchblutung der Wirbelsäulenmuskulatur und entlastet Bandscheiben und Wirbel. Übungen mehrmals wiederholen. 10 Tipps für Autofahrer:

1) 3 Minuten lang auf dem Rastplatz flott auf- und abmarschieren, tief einatmen, den Kreislauf in Schwung bringen.

2) Aufrecht stehen, Arme nach oben und den Oberkörper hoch strecken, dabei tief einatmen. Danach in Kniebeuge ausatmen.

3) In aufrechter Haltung den Kopf erst nach der einen, dann nach der anderen Seite drehen. Jeweils 10 Sekunden in dieser Position verharren.

4) Raus aus dem Auto, aufrecht hinstellen. Die Schultern immer wieder kräftig nach vorne und nach hinten rollen.

5) Kofferraum öffnen, mit den Händen bei lang gestrecktem Körper an der unteren Kofferraumkante abstützen und Liegestütze ausüben.

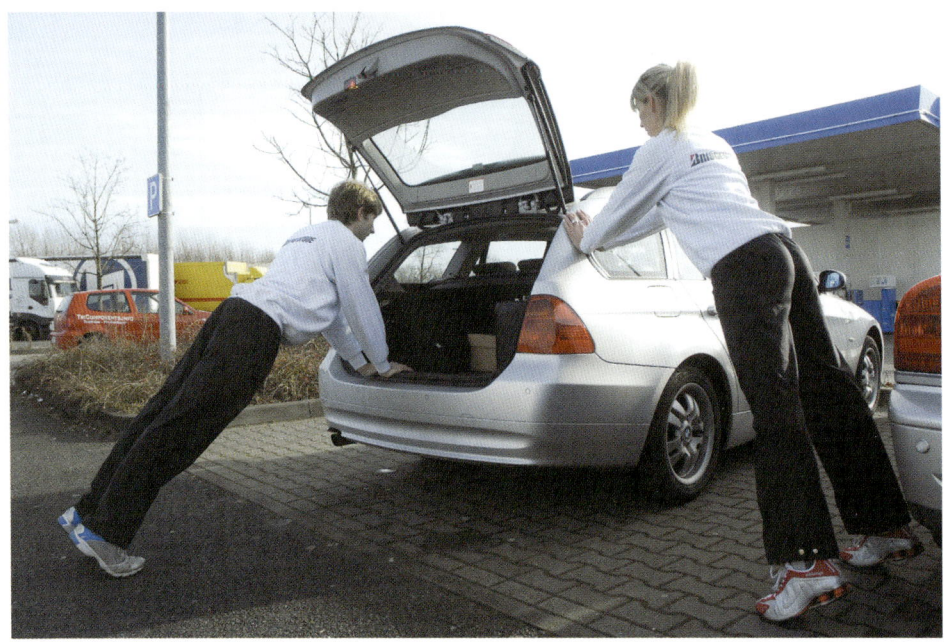

6) Aufrecht am Autoheck hinstellen, mit gestreckten Armen am Auto abstützen. Ein Bein kräftig nach hinten abstrecken. Darf ruhig ein bisschen weh tun. Die Spannung erhöhen, dann aufs andere Bein wechseln.

7) Im Einbandstand Ferse kräftig ans Gesäß ziehen, dabei mit der freien Hand am Auto abstützen. Bauchmuskulatur fest anspannen. 20 Sekunden lang ausharren, dann aufs andere Bein wechseln.

8) Aufrecht hinstellen, Hände in die Hüften. Das Becken weit nach vorne kippen, sodass das natürliche Hohlkreuz verstärkt wird. Bauchmuskulatur kräftig anspannen, dann wieder aufrichten. Übung wiederholen.

9) Arme weit nach oben strecken, dann so weit nach hinten wie es geht. Daumen müssen nach unten zeigen. Schulterblätter zusammen und in Richtung Wirbelsäule ziehen.

10) Mit leicht gespreizten Beinen hinstellen, Oberkörper nach links drehen, die rechte Hand greift nach der linken Schulter. Der linke Arm schwingt durch. Oberkörper drehen und in dieser Stellung 5 Sekunden lang verharren. Danach die Seite wechseln.

DAS RICHTIGE BETTZEUG AUSWÄHLEN

Obwohl sich unsere Wirbelsäule nachts im Schlaf entspannen und regenerieren sollte, geschieht oft das Gegenteil: Wir wachen gerädert, steif, mit schmerzendem Rücken auf. Schuld ist oft die falsche Matratze. Die sollte über unterschiedliche Härtezonen verfügen, Schultern und Hüften sollten etwas tiefer einsinken können, um eine entspannte Schlafhaltung zu ermöglichen. Matratzen sollten sich also dem Körper anpassen, die Wirbelsäule sollte möglichst gerade verlaufen.

Relativ neu sind so genannte Traktionsmatratzen mit schräg gestellten Lamellen, die die Wirbelsäule zusätzlich strecken. Sie sind allerdings teurer als herkömmliche Matratzen. Die gute, alte Federkernmatratze mit ihrem unverwüstlichen Innenleben aus verflochtenen Stahlfedern ist populär wie eh und je, sie bietet allerdings eine flächige Auflage, passt sich dem Körper nicht an. Unsere Wirbel mögen es nicht besonders, wenn sie zwischen Schulter und Hüfte durchhängen.

Also lassen Sie sich in einem Bettensystemgeschäft fachkundig beraten. Ihre Körperkonstitution wie z. B. Größe und Gewicht sowie muskuläre Ausprägung und Ihr Schlafverhalten werden berücksichtigt, um eine auf Sie optimal abgestimmte Latexmatratze mit unterschiedlichen Be- und Entlastungszonen zu finden.

DER IDEALE LATTENROST

Der sollte ebenfalls kein starres Brett sein, weil sich sonst der Körper – trotz bester Matratze – nicht einschmiegen kann. Auch durchgehende Lattenroste bei Ehebetten sind nicht ideal, denn nachts beim Träumen bleibt jeder Mensch sein eigenes Individuum mit speziellen Anforderungen an sein Bett. Inzwischen gibt es im Fachhandel auch Mehrzonenlattenroste mit weichen und harten Zonen, die man individuell auf seine Bedürfnisse einstellen kann. Da kann die Schulter in Seitenlage wohlig in die Matratze einsinken, und die Wirbelsäule kann sich entspannen. Derlei Lattenroste kosten allerdings auch mehr.

Es gibt auch Lattenroste, deren Kopf- und Fußteil sich mit einfachen Handgriffen in der Höhe verstellen lassen. Ideal beispielsweise, wenn man noch ein wenig lesen möchte, ehe man die Augen schließt. Oder auch nur, um sich in einer idealen Liegeposition zu entspannen. Unsere Wirbelsäule freut sich auch, wenn zwischen Lattenrost und Matratze eine dünne, atmungsaktive Decke eingelegt wird, eventuell aus Sisal oder Kokos. Die hält kalte Luft vom Boden ab, wärmt zusätzlich und beugt einer Auskühlung der Rückenmuskulatur während der Nacht vor.

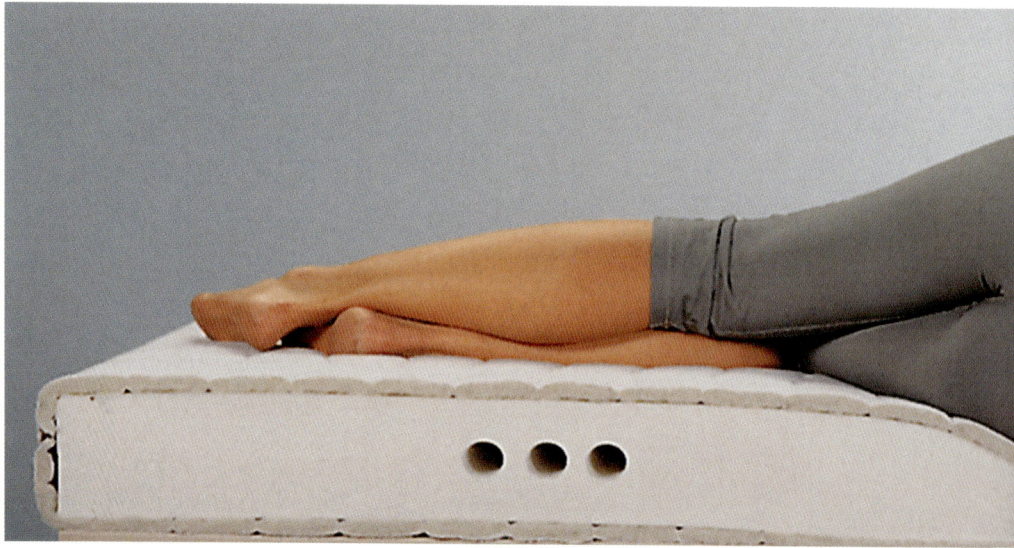

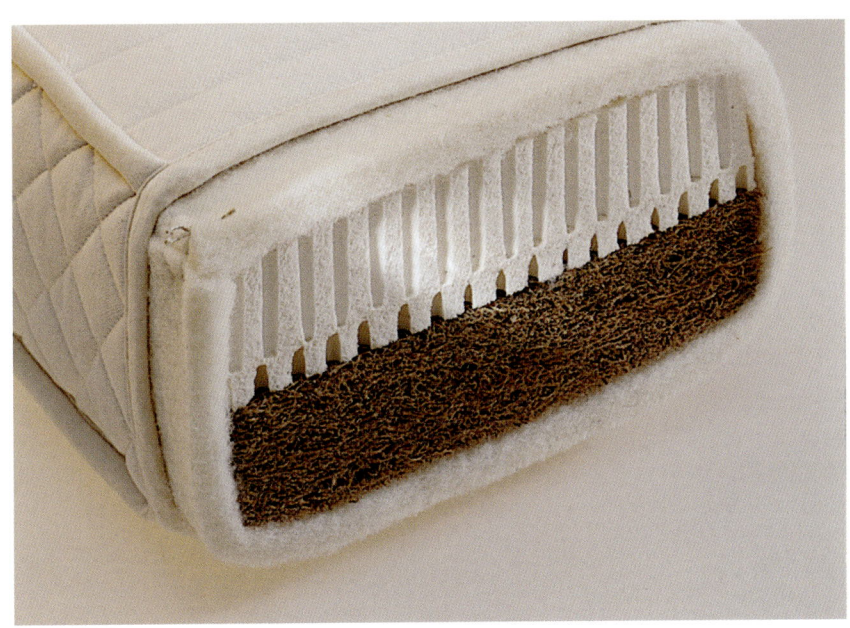

Von Rückenexperten empfohlen: Matratzen mit Kapokfüllung

*Matratzen sollen sich dem Körper anpassen.
Die Schultern sollten einsinken, die Wirbelsäule eine möglichst gerade Linie bilden*

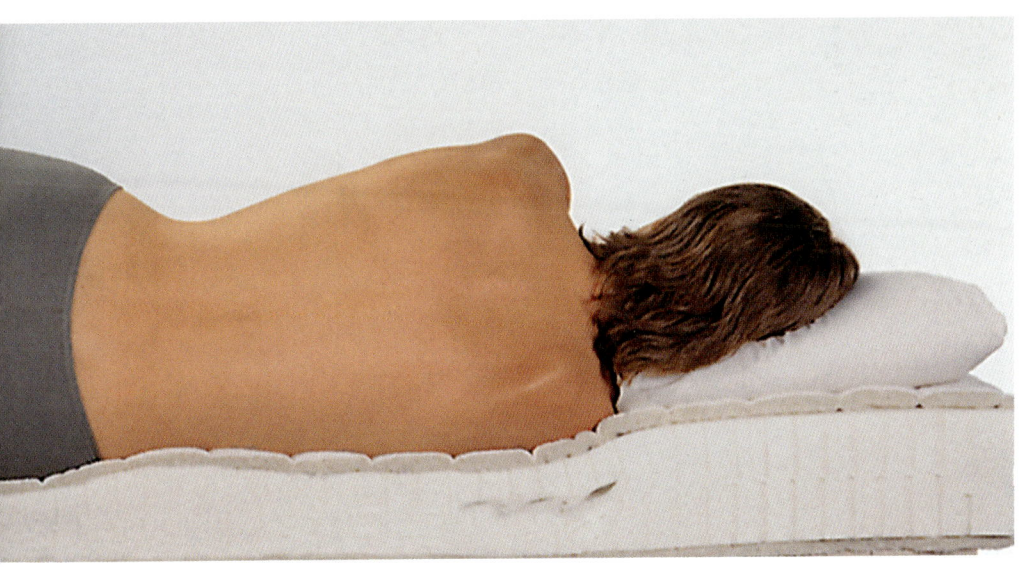

Arbeitsstress: Da leidet auch unsere Wirbelsäule

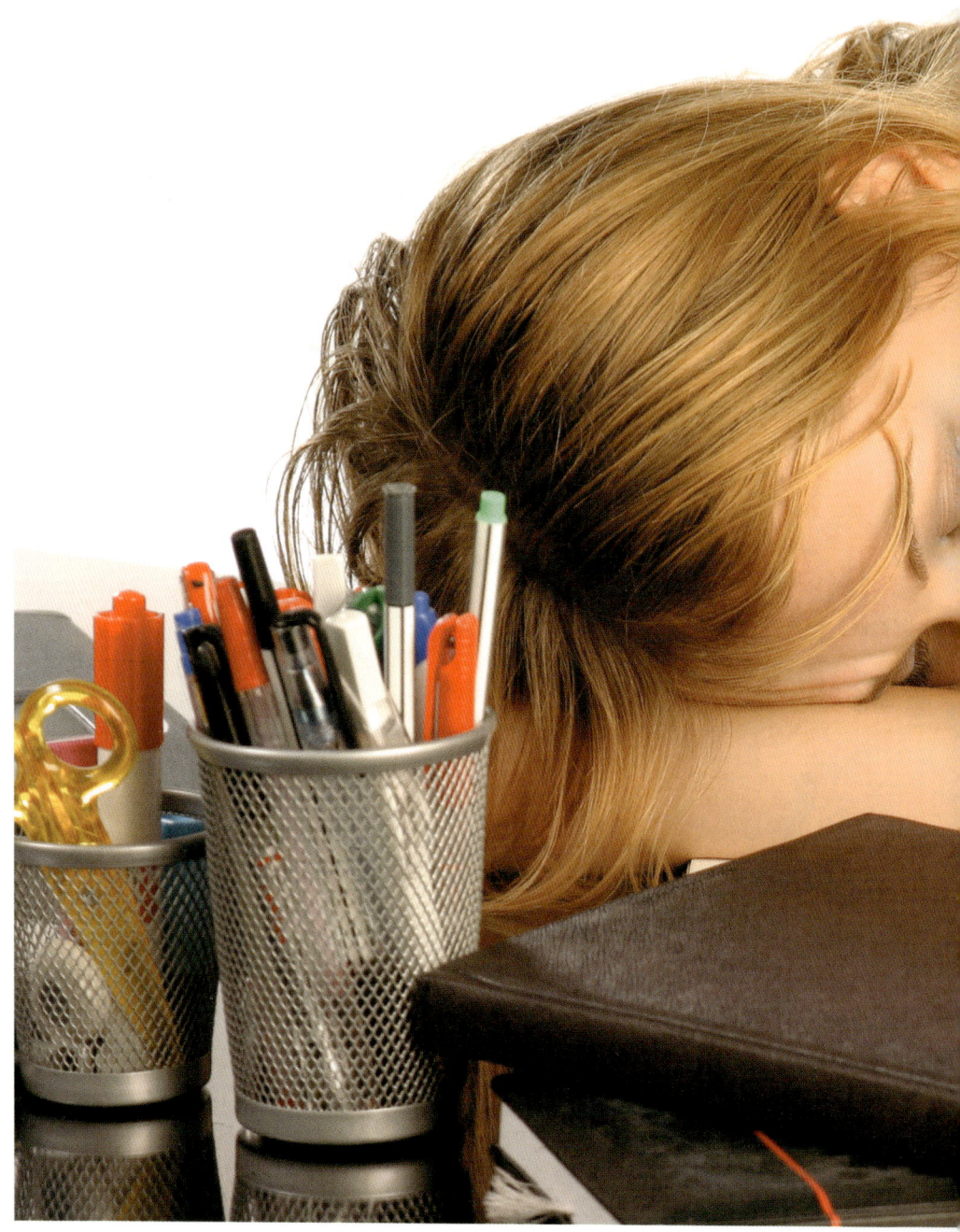

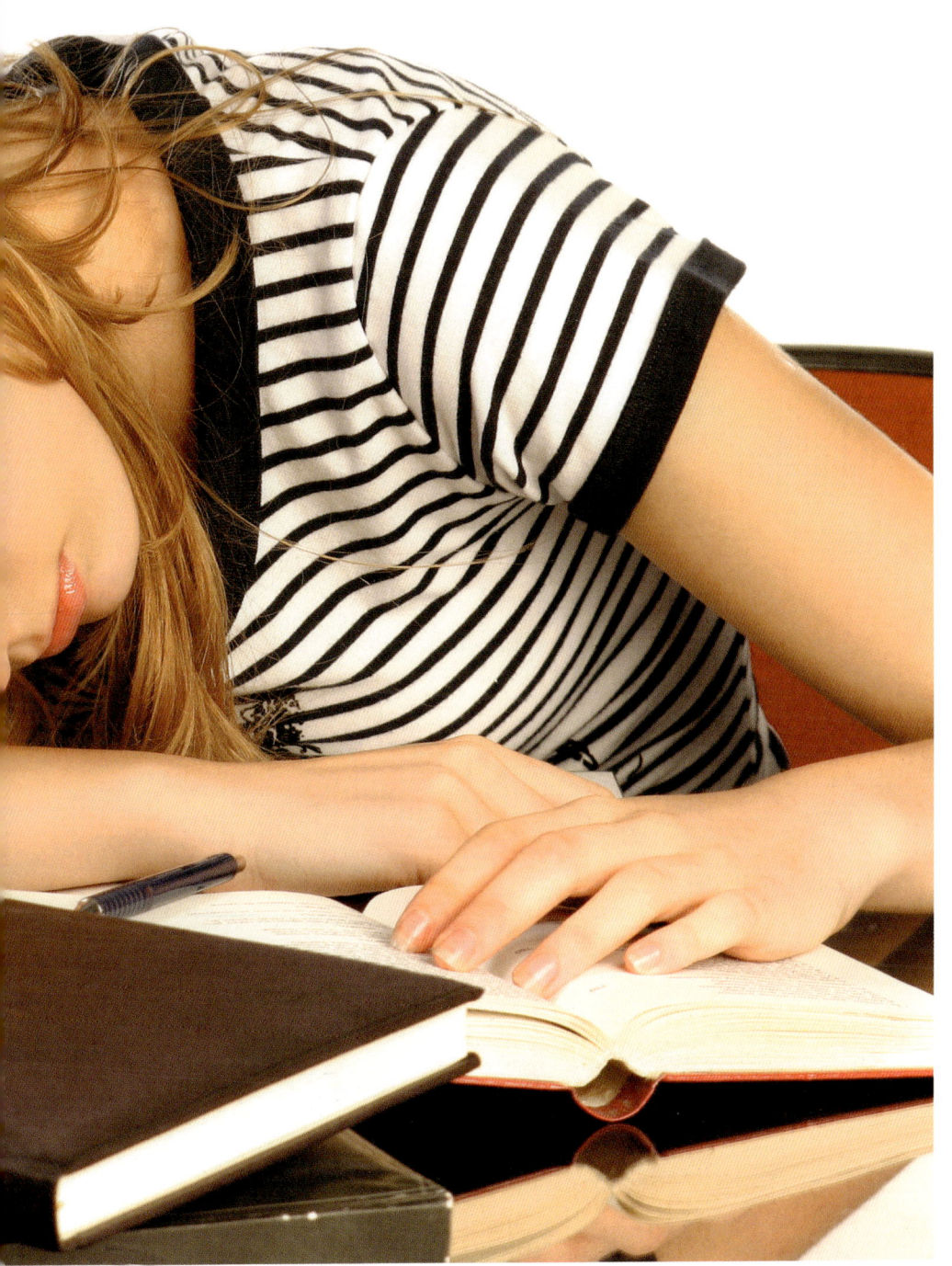

BÜRO & COMPUTER: ANGRIFF AUF DIE WIRBELSÄULE

Stunden über Stunden vorm Computer, den Blick starr auf einen flimmernden Bildschirm gerichtet – gesund kann so eine Körperhaltung nicht sein. Rückenschmerzen sind zwangsläufig die Folge, nach Kopfschmerzen der zweithäufigste Grund für eine Schmerzbehandlung. Fast immer sind es eine falsche Sitz- bzw. Körperhaltung und physiologisch völlig ungeeignete Büromöbel, die zu Beschwerden führen: Rund 85 Prozent aller Büromenschen sitzen zeitweise oder ständig ergonomisch völlig falsch am Schreibtisch, auf meist absolut ungeeigneten Sitzmöbeln, oft verdreht, verkrümmt und verbogen wie ein ausgeleierter Korkenzieher. Dies führt zu gesundheitlichen Folgen.

– Hohlkreuz: Als solches oder auch als Hyperlordose bezeichnen wir Orthopäden eine Fehlhaltung mit stark ausgeprägter Krümmung der Lendenwirbelsäule nach vorne, bei der sich dann auch meist die Bauchpartie nach vorne wölbt. Betroffen und beeinträchtigt sind dann zwangsläufig auch die Bauchorgane. Nicht selten gesellt sich zum Hohlkreuz auch noch ein Rundrücken hinzu, wir sprechen dann von einem Hohlrundrücken.

– Rundrücken: Eine solche Verformung zählt zu den häufigsten bürobedingten Haltungsschäden. Die Wirbelsäule ist im Brustbereich stark gekrümmt, Kopf und Schulterpartie entsprechend vorgeschoben. Während der Arbeit am Schreibtisch oder am Bildschirm kann es zu einer anhaltenden Einengung der Lunge mit Atembeschwerden kommen.

– Skoliose: Wenn das Rückgrat seitlich verkrümmt ist, sprechen wir von einer Skoliose. Sie kann durch anhaltende Fehlbelastungen begünstigt werden, durch einseitiges Heben, Verspannungen beim Sitzen und vieles mehr. Die Wirbellinie ist meist seitlich verschoben, Wirbelkörper in ihrer Achsrichtung verdreht.

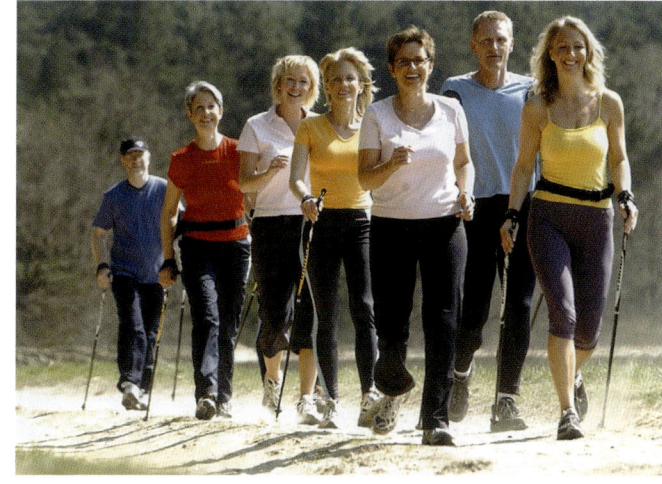

Macht Spaß und ist gesund: Wandern mit oder ohne Stöcke

ERST MAL RICHTIG STEHEN UND GEHEN LERNEN

❖ *Auf Fotos bewundern wir oft die Grazie hoch gewachsener Massai-Frauen mit ihrer attraktiven Körperhaltung. Was Heidi Klum und ihr Expertenteam den Kandidatinnen für »Germany's next Topmodel« auf dem Laufsteg beizubringen versuchen, können wir in kurzer Zeit von den Frauen im kenianischen Hochland lernen.*

❖ *Wir gehen nämlich fast alle falsch – und damit sind wir auch schon für die Entwicklung verspannter Muskeln und von Rückenschmerzen vorprogrammiert. Wenn wir unsere vollgepackten Einkaufstüten vom Supermarkt quer über den Parkplatz zum Auto oder Schachteln voll Altpapier zum Container schleppen, vergeuden wir dabei schon viel zu viel Energie durch falsche Körperhaltung. Massai-Frauen tragen 20-Kilo-Körbe oder Wasserkanister auf ihren Köpfen meilenweit mit Eleganz, ohne eine einzige Extrakalorie zu verschwenden.*

- ❖ Sie gehen nämlich – übrigens auch wie alle Tiere – in einer natürlichen Vorwärtsbewegung, wobei sie kinetische Energie nutzen, um dem Körper einen Vortrieb zu vermitteln. So wird ihr Gehen zum flexiblen Dahingleiten, Bewegungsenergie wird kontinuierlich in den nächsten Schritt mitgenommen, geht somit nicht verloren.

- ❖ Wir zivilisierten Zeitgenossen hingegen legen beim Gehen meist einen kurzen Ministopp ein, wenn der Körper seine vertikale Schwerpunktachse erreicht hat. Dadurch geht Vorwärtsenergie verloren, wir müssen den Körper erneut anschieben, um den nächsten Schritt setzen zu können.
Dies führt auf Dauer zu rascherer Erschöpfung und auch zu einer ungesunden Körperhaltung.

- ❖ Deshalb sollten wir lernen, aufrecht zu gehen. Dies können wir im Büro und daheim in täglich nur wenigen Minuten üben. Dann entwickeln wir auch eine anmutigere Körperhaltung – genau wie sie die anmutigen Frauen aus dem Massai-Hochland repräsentieren. Tipp: Körper aufrecht, Bauch rein, Schultern zurück, Augen geradeaus nach vorn, also nicht immer auf den Boden gerichtet.

- ❖ Bei jedem Auftreten muss der Schwerpunkt genau über der vertikalen Körperachse liegen. Dies hat man nach kurzer Übung schnell heraus. Dann benötigt man keine Extramuskelkraft, um den Körper immer wieder von Neuem nach vorne anzuschieben. Nach kurzer Zeit funktioniert es von ganz allein – und macht richtig Spaß. Man bewegt sich, indem man von Schritt zu Schritt unmerklich etwas vorschnellt, dabei sind die Knie leicht gebogen, sodass man einen etwas federnden Schritt entwickelt.

- ❖ Das richtige Stehen kann man ebenso schnell lernen: Po und Rücken fest an die Wand pressen, dann einen Schritt nach vorne tun und dabei die Magenmuskeln zusammenpressen. Das Gesäß bleibt weiterhin fest an die Wand gepresst. Aufs andere Bein wechseln und die Übung wiederholen. Je nach Ehrgeiz baut man innerhalb weniger Tage ein völlig neues, dynamisches Körpergefühl auf.

MEINE BESTEN TIPPS

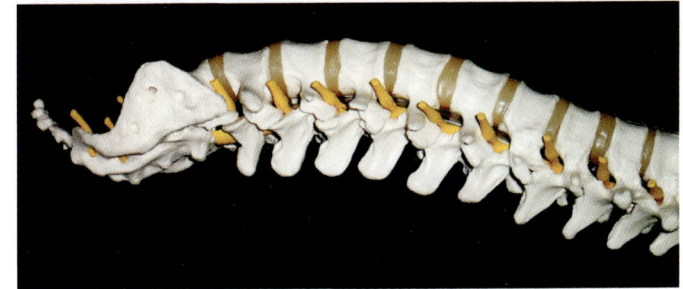

Wer nicht optimal sitzt, kann auch nicht die optimale Arbeitsleistung aufbringen. Die 5 schlimmsten Bürosünden:

1) Sitzmöbel sind ungeeignet, zwingen in einen krummen Rücken.

2) Beine übereinander schlagen: Obwohl diese Haltung unbequem ist, nehmen sie viele sogar am Schreibtisch ein.

3) Telefon hinters Ohr klemmen: Man telefoniert mit seitlich verdrehtem Kopf, gekrümmtem Rücken und tippt weiterhin auf der Tastatur herum. Dies hält keine Wirbelsäule auf Dauer aus.

4) Bildschirm steht falsch: Der darf nie schräg zum Körper stehen, sonst muss man ja Hals und Oberkörper verdrehen, um daran zu arbeiten. Er sollte auch nicht zu tief oder zu hoch stehen. Die Augen sollten 60 bis 90 Zentimeter vom Monitor entfernt sein, dessen Oberkante sollte sich etwa in Augenhöhe befinden.

5) Arme sind arm dran: Weil nämlich die Tastatur falsch platziert ist, werden Handgelenk, Schultern und Arme falsch belastet. Betroffen sind vor allem Frauen mit ihrem vergleichsweise sensibleren Körperbau. Richtig sitzt man, wenn man die Handgelenke weder zur Seite noch nach oben hin abwinkeln muss. Von Schreibtischkante bis zur Tastatur sollten noch etwa 15 Zentimeter Platz für die Hände bleiben. Handballen nicht auf der Tastatur abstützen, Handgelenke stets gerade halten, aufgestützte Unterarme entlasten die Brustwirbelsäule.

Ursachen von Rückenschmerzen oder -beschwerden im Büro sind aber meist ungeeignete Möbel.

MEINE TIPPS FÜR IDEALE BÜROMÖBEL

Arbeitgeber sind falsch beraten, wenn sie einfach beim nächstbesten Anbieter Schreibtische und Polsterstühle einkaufen – vielleicht auch nur deshalb, weil sie kostengünstig sind und den Etat nicht zu sehr belasten. Doch nach Wochen, Monaten oder auch Jahren führen die falschen Büromöbel zu Haltungsbeschwerden, Rückenschmerzen – und damit zur häufigsten Ursache für Krankmeldungen. Ergonomisch gesunde Möbel sind deshalb immer noch die billigsten, auch wenn sie im Augenblick das Einrichtungsbudget etwas mehr belasten.

Der Schreibtisch:

Er hat die ideale Höhe, wenn Unterarme flach aufliegen und mit den Oberarmen einen rechten Winkel bilden. Weil Menschen unterschiedlich groß sind, sollte der Schreibtisch nach Möglichkeit höhenverstellbar sein. Die Arbeitsfläche sollte eine ausreichende Breite von etwa 160 Zentimetern haben, keine spiegelnde Oberfläche aufweisen, idealerweise nach hinten geringfügig ansteigen und ebenfalls entsprechend verstellbar sein. Dies beugt einer ständig verkrampften Sitzhaltung am Computer vor. Fußstützen geben den Füßen festen Halt, die rutschen nämlich sonst auf glatten oder auch Teppichböden ständig hin und her. Die Beleuchtung erfolgt indirekt durch geeignete Lampen, möglichst mit Blendschutz. Der Bildschirm sollte im rechten Winkel zum Fenster stehen, damit einfallendes Tageslicht nicht blendet.

Der Arbeitsstuhl:

Er soll gepolstert sein, mit abgerundeter Vorderkante, die Sitzfläche so großzügig bemessen, dass das ganze Gesäß auch Platz hat, ohne dass man erst einmal hin und her rutschen muss, um überhaupt eine Sitzposition zu finden, ehe man den PC einschaltet. Die Kanten dürfen auch nicht auf die Oberschenkel drücken, sonst werden die Beine nicht mehr ausreichend

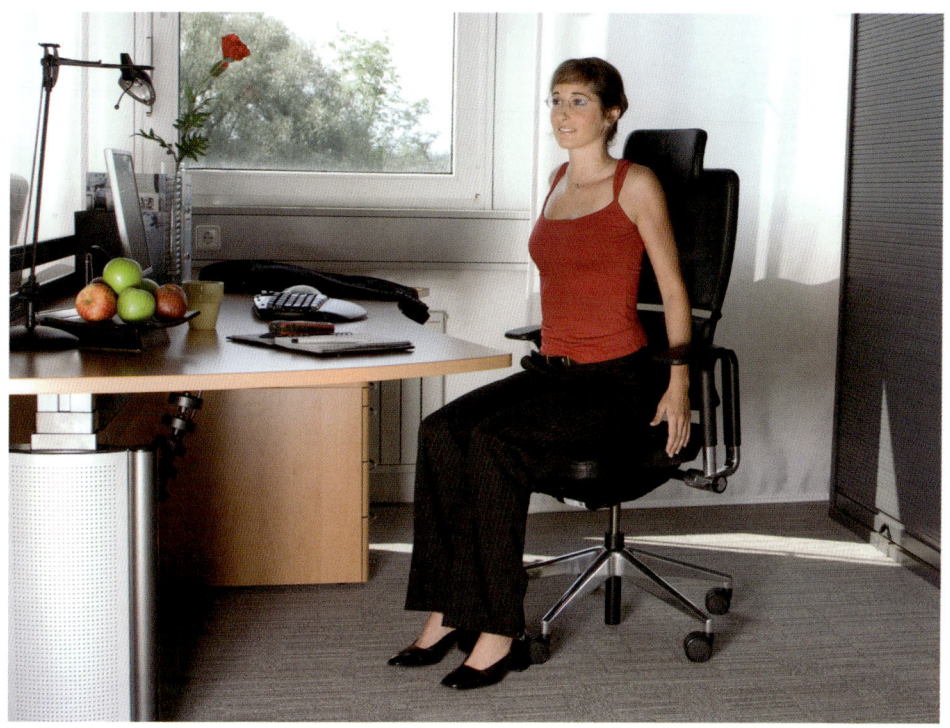

durchblutet. Die Sitzfläche muss nach vorn und hinten beweglich sein. Immerhin ist der Stuhl das wichtigste Mobiliar im Büro. Die Rückenlehne sollte leicht nach vorne gewölbt sein, um die Lendenwirbel zu stützen und nicht nach hinten absinken zu lassen, und außerdem die Schwingungen der Wirbelsäule zu unterstützen.

Wenn die Sitzfläche nicht gefedert ist, lieber gleich zum Chef oder zur Personalabteilung und einen anderen Arbeitsstuhl verlangen. Im Vorstand sitzen sie schließlich auch auf gefederten Ledersesseln. Die Federung der Sitzfläche bremst nämlich den Körper schon beim Aufsetzen sanft ab und verhindert ein heftiges Aufstoßen oder eine Stauchung des Rückgrats. Eine Synchronverstellung ermöglicht die Anpassung an das arbeitende Individuum in jeder Sitzposition und auch in Anpassung von Rücken- und gegebenenfalls von Armlehnen. Die sollten breit genug sein, dass man die Arme gut darauf ablegen kann. Dies entlastet die Muskeln des gesamten Schultergürtels.

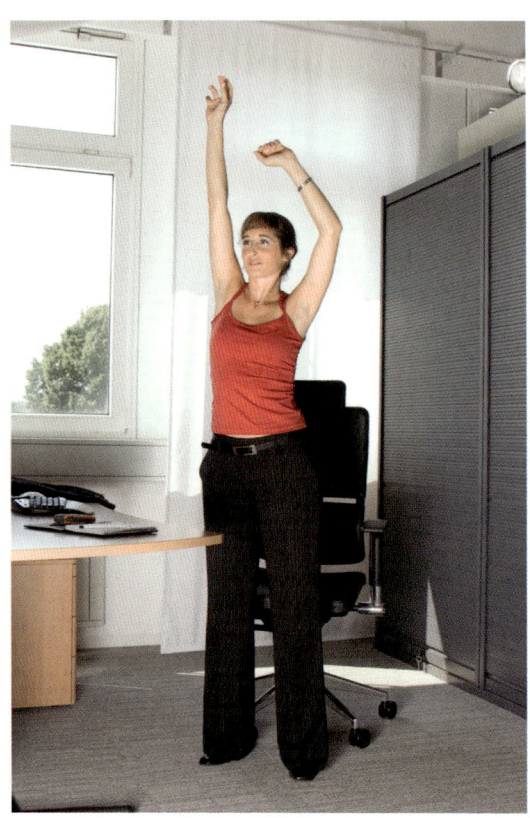

DAS BÜRO ALS FITNESSSTUDIO

Am Arbeitsplatz sein Gehalt verdienen und gleichzeitig fit und gesund werden – es funktioniert tatsächlich. Man muss nur kleine Arbeitspausen für 3- oder 5-Minuten-Übungsprogramme nutzen, die auch noch Spaß bereiten. Dann kommt man abends fitter heim als man morgens aus dem Haus gegangen ist. Hier sind meine 10 besten Tipps:

1) Schultern kreisen: Arbeitsstuhl vom Schreibtisch etwas zurückrollen, aufrecht hinsetzen, Ellenbogen waagrecht zu den Seiten ausstrecken. Hände locker auf die Schultern auflegen, dann mit beiden Ellenbogen rückwärts kreisen, dann vorwärts. Die Übung wiederholen.

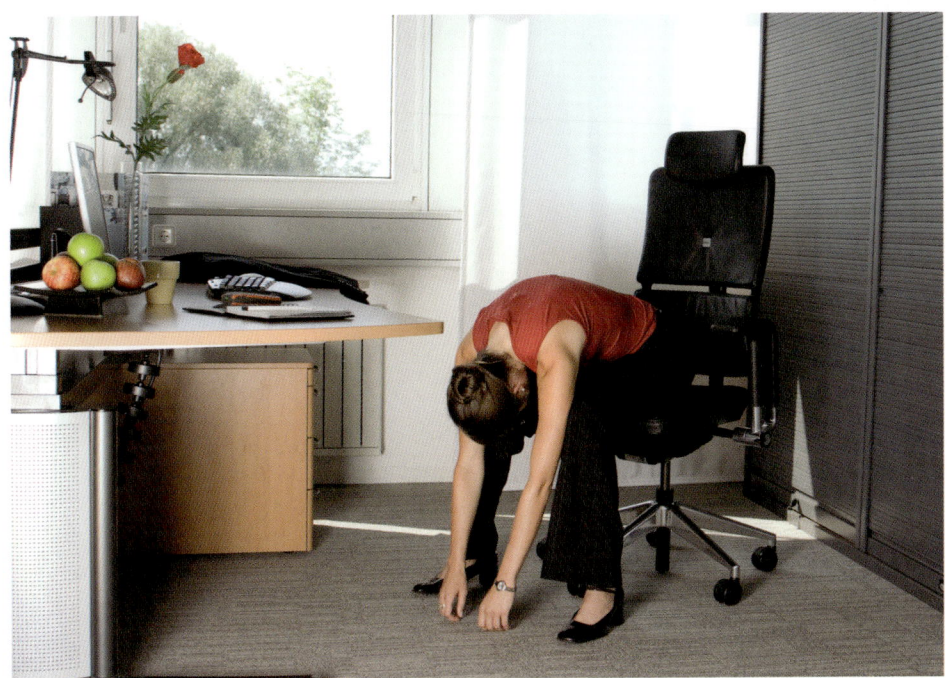

2) Rückenmuskulatur entspannen: Stuhl zurück, Oberkörper zwischen die gespreizten Beine weit nach unten absinken lassen. In dieser Stellung 10 Sekunden verharren, dann wieder hoch mit dem Oberkörper und den Rücken gerade strecken. Auch diese Übung einige Minuten lang wiederholen.

3) Bodenturnen: Auf den Boden setzen, Beine leicht grätschen, Oberkörper vornüber beugen. Mit den Händen die Fußgelenke umgreifen und den Oberkörper möglichst weit zu den Fußgelenken ziehen, während der untere Rücken für die Gegenspannung sorgt. Darf ruhig ein paar Minuten lang ein bisschen weh tun.

4) Auch was für die Waden tun: Aufrechte Sitzhaltung, Füße ruhen fest auf dem Boden. Jetzt abwechselnd links und rechts die Ferse möglichst weit nach oben ziehen, wieder absinken lassen. Übung wiederholen bis 3 Minuten vorbei sind.

5) Wirbelsäule entspannen: Aufrecht im Bürostuhl sitzen, Beine leicht gespreizt. Den Oberkörper so weit es geht nach rechts drehen, in dieser Stellung etwa 10 Sekunden verharren. Danach nach der anderen Seite drehen. Die Übung 3 Minuten lang wiederholen.

6) Rückgrat strecken: Runter vom Stuhl, aufrecht hinstellen, Gewicht auf die Zehenballen verlagern. Hände nach Belieben immer wieder kräftig in Richtung Zimmerdecke strecken und stoßen, bis der Oberkörper gut durchblutet ist.

7) Dehnübung: Aufrecht im Stuhl sitzen, Hände im Nacken verschränken. Und den Kopf so weit wie möglich nach vorne und nach unten beugen und drücken, bis sich ein leichtes Ziehen auf der Halsrückseite bemerkbar macht.

8) Oberschenkeltraining: Aufrecht hinstellen, Gewicht auf ein Bein verlagern, dieses Standbein leicht beugen. Den Spann des anderen Fußes mit einer Hand umfassen und die Ferse kräftig zum Gesäß hochziehen.

9) Brust raus, Bauch rein, Schultern zurück: Aufrecht hinsetzen, Hände hinterm Kopf verschränken. Beide Ellenbogen kräftig nach hinten drücken und stoßen. Diese Übung 3 Minuten lang fortsetzen.

10) Steif gewordene Arme dehnen: Stuhl zurückrollen, aufrecht hinsetzen. Den rechten Arm mit der Handfläche weit nach vorn ausstrecken, dann mit der linken Hand die rechte Handfläche nach unten drücken, dabei aber einen Gegendruck herstellen. Die Übung so lange durchhalten, bis sich ein leichtes Ziehen und Dehnen im Unterarm meldet. Dann auf die andere Hand wechseln.

RÜCKENFALLE HAUSHALT

Nirgendwo lauern so viele Gefahren für die Gesundheit als gerade im Haushalt, wo es unablässig zu Hunderten kleiner und größerer Handgriffe unterschiedlichster Art kommt. Für die durchschnittliche Hausfrau hat das Rückgrat wenig Ruhe, zumal die Bewegungsabläufe zwischen Badezimmer und Küche, Schlaf- und Kinderzimmer, Keller und Terrasse meist alles andere als gesund sind. Fensterputzen oder Glühbirnen einschrauben auf wackligen Leitern, telefonieren und gleichzeitig das Baby herumschleppen, tief gebückt mit der Schrubberbürste die Badewanne reinigen, dann wieder zentnerweise schwere, alte Bücher entrümpeln oder mit schmerzenden Knien Schnecken im Garten auflesen – nicht immer ein Vergnügen für eine normale Wirbelsäule.

Kein Wunder, dass der Weg zum Orthopäden oft direkt aus den eigenen vier Wänden in die Praxis führt: Rückenschmerzen! Mal sind Bandscheiben betroffen, mal verspannte, verkrampfte Muskeln, mal ziehen Nerven im Oberschenkel ischiasverdächtig, mal fühlt sich der Körper so steif an, dass man Mühe hat, eine aufrechte Haltung einzunehmen.

TIPPS FÜR DAHEIM

- Bei der Hausarbeit erwärmt oder erhitzt sich der Körper mal stark (z. B. am Kochherd oder beim Boden wischen), dann ist er wieder Kälte und Zugluft ausgesetzt. Die Rückenpartie sollte nicht transpirieren, weil der abtrocknende Schweiß zum Wärmeverlust der Rückenmuskulatur führt, sodass es zu Verspannungen kommen kann.
- Oft sind Arbeitsplatten zu niedrig, wie Küchenflächen oder Bügelbretter, sie erzwingen ein gebücktes Arbeiten oft über lange Zeiträume hinweg. Hilfreich können Fußhocker sein.
- Auch beim Staubsaugen, Arbeiten mit dem Mop, dem Besen oder mit Gartengeräten fuhrwerkt man oft herum wie ein halb aufgeklapptes Taschenmesser – vor allem bei niedrigen Temperaturen eine Folter für Bandscheiben und Wirbel.

Die Wirbelsäulenbelastung ändert sich ständig

Grundsätzlich gilt: Liegen ist gesünder als Stehen und Stehen ist gesünder als Sitzen. Bei sitzender Tätigkeit empfiehlt sich eine höhenverstellbare Arbeitsplatte, die nach hinten etwas ansteigt. Beim Bügeln neigt sich der Oberkörper dann nicht so weit nach unten, wenn man mit dem Bügeleisen auch noch die entlegene Borte des Badetuchs glatt striegelt. Im Haushalt ist die Wirbelsäule unablässig unterschiedlichen Einwirkungen ausgesetzt, auf die sie sich jedesmal neu einstellen muss. Ideal wäre es, stets die Position einzunehmen, die Bandscheiben und Wirbel am wenigsten beansprucht. Interessant dabei, was Wissenschaftler herausgefunden haben, am Beispiel einer etwa 60 Kilogramm schweren weiblichen Person:

- Wenn wir auf dem Rücken liegen, wirken 20 Kilogramm an Kräften auf unsere Wirbelsäule ein.

- Wenn wir entspannt und zurückgelehnt in einem ergonomisch geformten Bürostuhl sitzen, sind es bereits 45 Kilo.
- In aufrechter Sitzhaltung wirken schon 80 Kilogramm auf Bandscheiben und Wirbel ein,
- Und wenn wir stehen, sind es rund 100 Kilo.
- Die Belastung steigt dann schon gehörig an, wenn wir vornüber gebeugt auf dem Stuhl sitzen, den Blick starr auf den Bildschirm gerichtet. Da wirken etwa 150 Kilo auf das Rückgrat ein.
- Beim vornüber gebeugten Stehen oder Gehen, wie etwa bei Arbeiten mit dem Besen oder dem Rechen im Garten, steigt die Belastung auf 200 Kilo, beim Anheben eines 10 Kilo schweren Gegenstands aus der Hocke und nahe am Körper auf 350 Kilogramm.
- Wenn wir aber dieselbe Last in aufrechter Haltung und weit nach vorne gebeugt mit den Händen aufgreifen und anheben, ruht eine Last von 500 Kilogramm, also einer halben Tonne auf Teilen der Wirbelsäule.

Während die Arbeit am Schreibtisch im Büro noch stete Abläufe hat, kommt es im Haushalt zur Aufeinanderfolge der verschiedensten Bewegungsformen: Heben, Verdrehungen, Bücken, Aufrichten, kurze Autofahrten zum Supermarkt, die meist sogar noch ineinander wirken und die Wirbelsäule immer wieder aufs Neue zu unnatürlichen Reaktionen zwingen. Wenn Nässe, Kälte, Zugluft hinzukommen, verspannen sich Muskeln im Wirbelbereich schnell. Dann verlieren Bandscheiben ihre Stoßdämpferfunktion, Verschleißerscheinungen können einsetzen – und Rückenschmerzen sind unausweichlich.

Fitnessübungen im Haushalt erübrigen sich meist, weil der Alltag ohnehin auf Trab hält. Aber Ruhephasen sind wichtig: auch mal ein paar Minuten lang hinlegen. Oder auch aus sitzender Tätigkeit aufstehen, sich die Beine verdrehen und nach Möglichkeit im Stehen für kurze Zeit weiterarbeiten. Stets daran denken: möglichst viele Wege zu Fuß und nicht unbedingt mit dem Auto zurücklegen. Denn selbst kleine Spaziergänge halten unsere Wirbelsäule elastisch und gesund. Für den typischen modernen, deutschen Haushalt ist unser Rückgrat leider genetisch nicht eingerichtet. Da hatten es die Neandertaler vor rund 50.000 Jahren leichter, deren Alltag nicht aus Hunderten und Aberhunderten verschiedenster Handgriffen und Verrichtungen bestand.

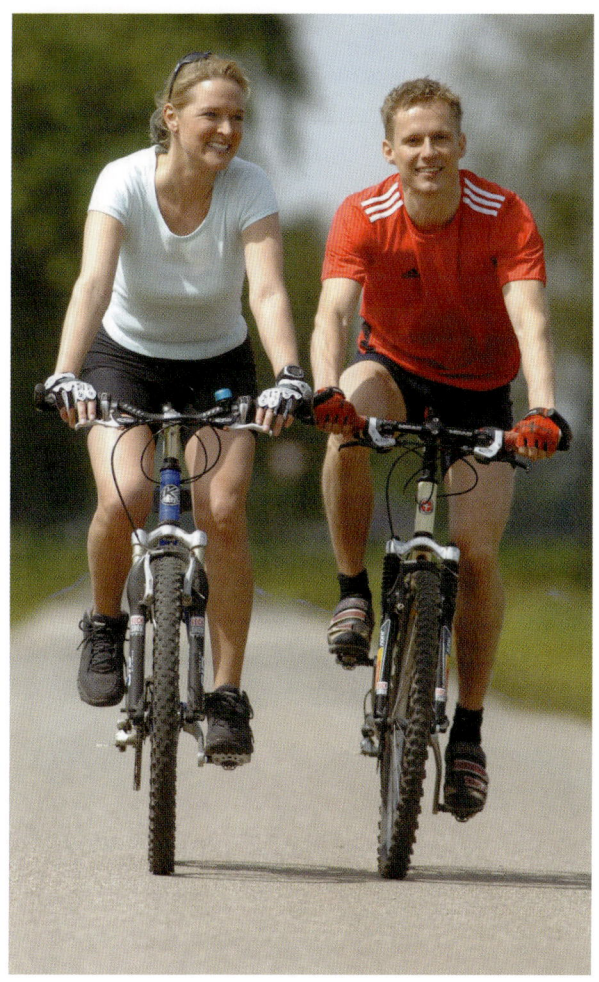

SPORT & RÜCKEN

Sportliche Aktivitäten kräftigen die Muskeln, können aber auch schaden. Mitunter erhalten Personen mit Rückenschmerzen den gut gemeinten Rat zu Trainingsprogrammen und Übungen, die dann aber möglicherweise geschwächte Rückenmuskeln noch mehr beeinträchtigen. Der Grund: Die Betroffenen werden nicht ausreichend aufgeklärt. Sie folgen, z. B. im Fitnessstudio, den Ratschlägen für kräftige Bizeps- oder Oberschenkelmuskeln, deren Beanspruchung dann möglicherweise ausgerechnet die Rückenmuskulatur überfordert. Viele Menschen suchen solche Gyms auf, um ihre Wirbelsäule zu kräftigen – erzielen aber leider den gegensätzlichen Effekt.

Unsere Wirbelsäule mag leichtere Dehn-, Beuge- oder Stretchübungen und fürchtet ruckartige Bewegungen und stoßartige Belastungen, speziell wenn sie unterkühlt ist.

Ideale Sport- und Bewegungsarten für Menschen mit Rückenproblemen:
- Schwimmen
- Joggen
- Aerobic
- Skilanglauf
- Tanzen

Weniger empfehlenswerte Sportarten:
- Tennis
- Golf
- Hockey
- Fußball
- Squash
- Gewichtheben

Probleme entstehen oft dadurch, dass Menschen zu Bewegungstherapien gegen Rückenschmerzen ermutigt werden, dass unfachlich empfohlene Übungen die Schmerzen noch verstärken und die Betroffenen am Ende gar keinen Sport mehr betreiben, weil selbst das Joggen auf Asphalt oder auch auf Wanderwegen weh tut. Der falsche Sport kann Rückenleiden erheblich verschlimmern.

Wie schon erwähnt, brauchen gerade die Bandscheiben aber Belastung und Bewegung. Beim Joggen, bei jedem einzelnen Schritt, saugen sie nährstoffreiches Wasser an, sie schwellen dabei an und pressen anschließend nährstoffarmes und schadstoffangereichertes Wasser wieder aus. Sie funktionieren also ähnlich wie ein Schwamm. Personen, denen körperliche Aktivitäten Schmerzen bereiten, verzichten oft ganz auf Sport – mit dem Ergebnis, dass ihre Bandscheiben ungenügend ernährt werden, vorzeitig altern und noch mehr schmerzen.

MUSKELN ALS INDIVIDUEN

Unser Körper besteht aus zahlreichen Einzelteilen – und jedes davon hat seine bestimmte Aufgabe. Dies gilt für Nerven und Drüsen ebenso wie für Organe, Gefäße, Sehnen oder Hautschichten. Dementsprechend haben auch unsere rund 250 verschiedenen Muskeln unterschiedliche Funktionen. Ganz klar, dass die nicht alle nach dem gleichen Fitnessritual trainiert sein wollen: Mit Kniebeugen kann man Halsmuskeln kaum kräftigen. Außerdem sind gerade Muskeln gewissermaßen – metaphorisch gesprochen – sensible Lebewesen, die jeweils ihrer speziellen Eigenart entsprechend behandelt sein wollen.

Die feinen Rückenmuskeln sind verletzlich, besonders dann, wenn sie ohnehin geschwächt sind. Falsches Training kann zusätzlich zu Verletzungen führen. Drei Muskelgruppen im Rücken sind für unsere Wirbelsäule besonders wichtig:

1) Die Extensoren, dies sind Skelettmuskeln, die für Streckungen zuständig sind und den Rücken gerade halten.

2) Flexoren sind Beugemuskeln für die Vorwärtsbeugung des Rückgrats, sie sind auch wichtig für die Kontrolle der Lendenwirbelsäule.

3) Rotatoren stabilisieren die Wirbelsäule bei aufrechter Haltung. Sie ermöglichen der Wirbelsäule Drehbewegungen und tragen zu einer guten Körperhaltung und physiologisch gesunden Krümmungen der Wirbelsäule bei.

Ursachen für Rückenschmerzen sind oft, dass einige dieser Muskelgruppen im Alltag belastet werden, andere wiederum nicht. Die werden dann allmählich immer schwächer, bis sie letzlich durch gezieltes Training doch wieder neu aufgebaut werden. Unser Rückgrat will bewegt und auf natürliche Weise belastet werden. Unbeweglichkeit führt zwangsläufig zu steifen Muskelpartien, letzlich zu Verspannungen und Verkrampfungen. Wer bereits unter Rückenschmerzen leidet, sollte ein solches Trainingsprogramm von einem Fachmann begleiten lassen, einem Orthopäden oder einem Physiotherapeuten.

RÜCKENGYMNASTIK – ABER RICHTIG

Übungen sollen Spaß bereiten und optimalen Erfolg mit sich bringen. Beachten Sie deshalb meine Empfehlungen:

– Nicht auf den blanken Boden legen, weil dieser meist zu hart ist. Lieber eine dicke Decke verwenden. Optimal: eine Gymnastik- oder Campingmatte.

– Während der Übungen ruhig und gleichmäßig atmen, nicht die Luft anhalten, weil dies zu einem Blutstau führen kann. Organe sind dann möglicherweise unterversorgt.

– Bewegungen langsam ausführen, niemals ruckartig, auch nicht unnötig Schwung holen.

– Übungen mehrmals hintereinander wiederholen, Dehn- und Streckübungen 20 bis 30 Sekunden lang halten.

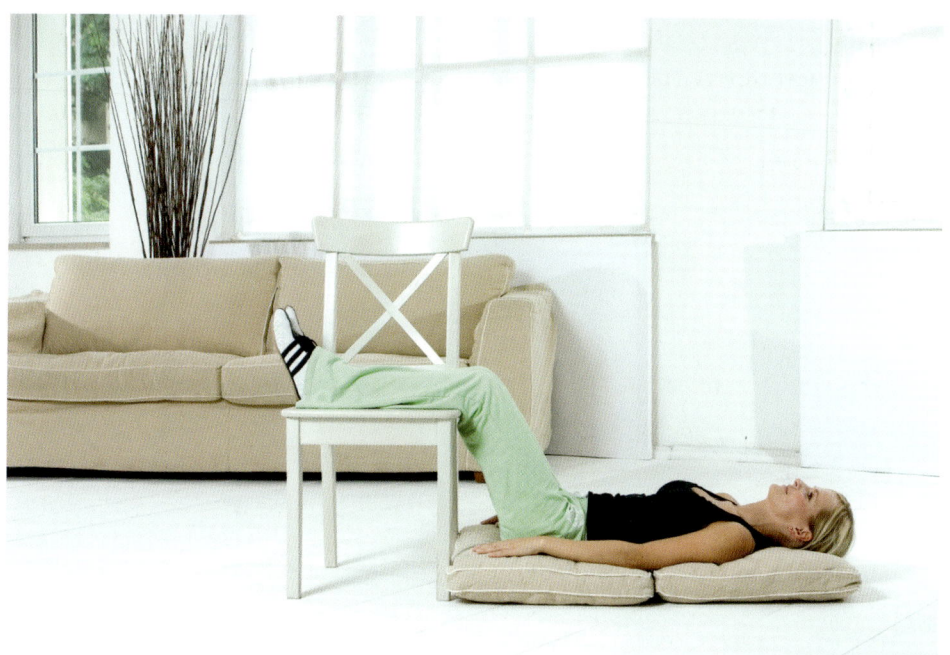

Die Stufenlage bringt rasche Entspannung

- Wechseln Sie immer wieder in gleichmäßigen zeitlichen Abständen von einer Seite zur anderen.
- Schmerzen verraten Ihnen, dass Sie falsch oder zu viel belastet haben. Dann lieber mit den Übungen aufhören.
- Regelmäßiges Üben, insgesamt etwa 10 Minuten am Tag, bringt mehr, als wenn Sie einmal pro Woche drei Stunden lang im Fitnessstudio schwitzen.

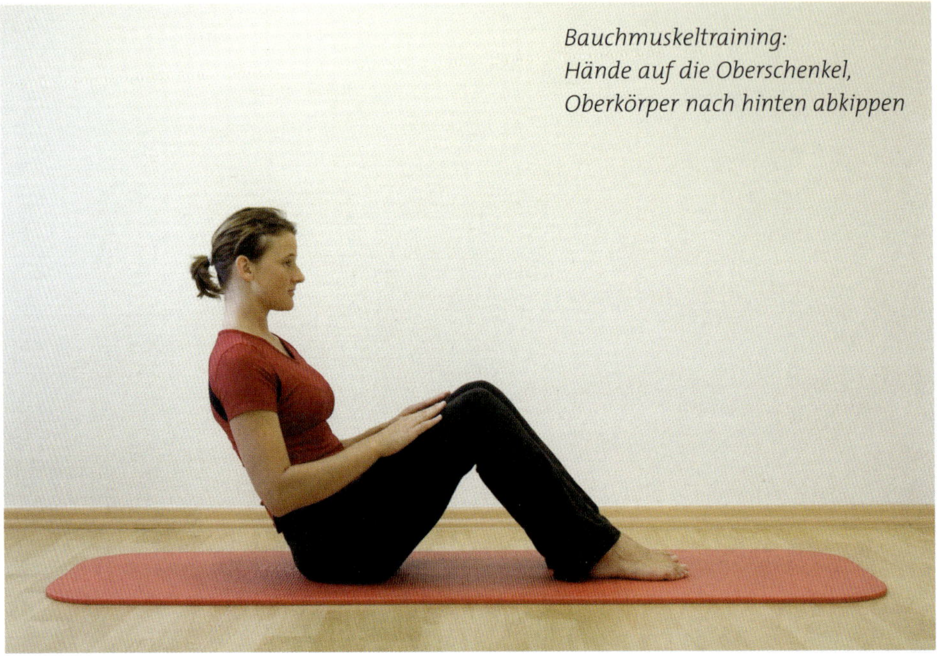

*Bauchmuskeltraining:
Hände auf die Oberschenkel,
Oberkörper nach hinten abkippen*

*Die Rückenrolle entspannt
Wirbelsäule und Muskeln*

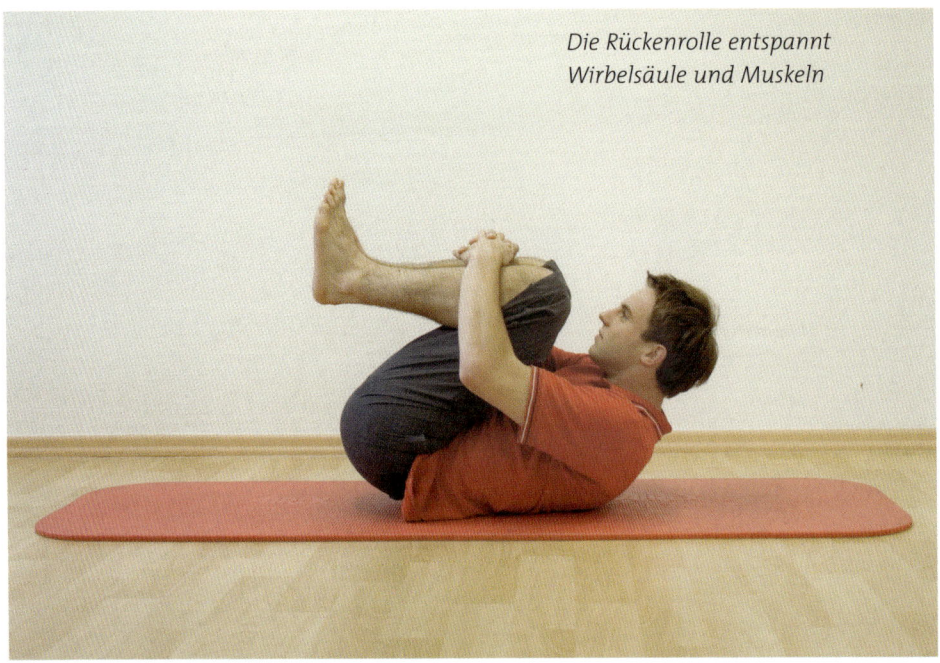

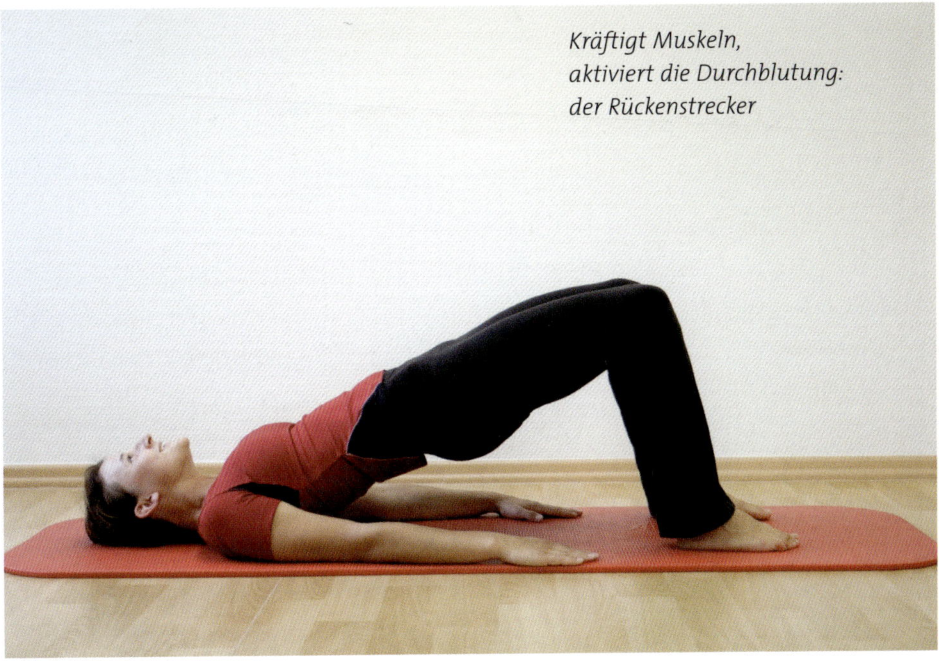

Kräftigt Muskeln, aktiviert die Durchblutung: der Rückenstrecker

Der Vierfüßlerstand: kräftigt Gesäßmuskeln, stabilisiert den Rücken

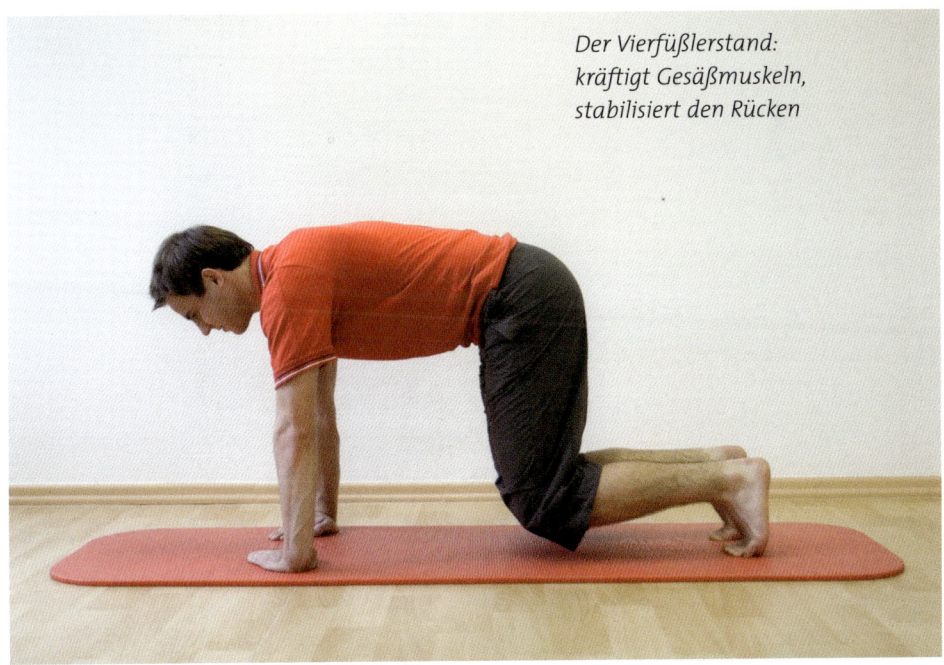

10 RÜCKENTIPPS FÜR ZUHAUSE

1) Stets aufrecht sitzen, das Rückgrat fest an der Rückenlehne.

2) Hin und wieder möglichst auch im Stehen arbeiten. Zu langes Sitzen kann die Ausbildung eines Rundrückens begünstigen, die Durchblutung der Beine hemmen und Kopfschmerzen verursachen. Außerdem erschlafft die Bauchmuskulatur, was wiederum die Bildung eines Hohlkreuzes begünstigt.

3) Kurze Ruhepausen einlegen, am besten flach auf dem Sofa liegen.

4) Bei leichten oder auch stärkeren Schmerzen in Stufenlage liegen: auf einer festen Unterlage, z. B. auf einer warmen Decke am Boden. Unterschenkel im 90 Grad-Winkel auf eine Stuhlfläche auflegen. Verspannungen lösen sich, schon nach kurzer Zeit spürt man eine Erleichterung.

5) Warme Kleidung tragen, speziell im Bereich von Hals- und Lendenwirbeln.

6) Schwabbelpfunde abbauen. Jedes Kilo zuviel verformt die Wirbelsäule.

7) Beim Heben schwerer Gegenstände mit aufrechtem Rücken in die Hocke gehen und den Gegenstand eng am Körper bis zum aufrechten Stand hochziehen.

8) Morgens, oder auch tagsüber, keine Gymnastik oder andere Fitnessübungen mit unterkühltem Rücken ausüben. Dies gilt auch für häusliche Arbeiten wie Böden schrubben oder Fenster putzen. Rücken warm einkleiden, vielleicht vorher die Lendenwirbelpartie mit den Händen warm massieren.

9) Arbeitsflächen wie Schreibtisch, Küchen- oder Bügelbrett dürfen nicht zu niedrig sein und zum Niederbeugen zwingen. Sie sollten am besten nach hinten leicht ansteigen.

10) Im Laufe des Tages immer wieder für wenige Minuten Lockerungsübungen einlegen, wie Arme kreisen lassen, Rumpfbeugen, Sit-ups, Arme kräftig nach oben strecken, dann wieder nach unten ausschlenkern usw.

MENTALTRAINING GEGEN VERSPANNUNGEN

Für Muskelverspannungen und -verkrampfungen und somit auch für Bandscheibenprobleme sorgen nicht nur eine falsche Sitz- und Körperhaltung, sondern nicht selten auch mentaler Stress, verursacht durch Kummer, Sorgen oder Konflikte. Schon ein einziger belastender Gedanke, z. B. an einen unangenehmen Termin oder an die Pflichten des kommenden Tages, wirkt spontan auf das so genannte sympathische vegetative Nervensystem, verengt Gefäße und drosselt die Durchblutung, somit auch die Blutversorgung von Rückenmuskeln. Die reagieren auf den Wärmeverlust mit meist geringfügigen Verspannungen, die dennoch häufig ausreichen, um den Oberkörper in eine physiologisch ungesunde und starre Haltung zu zwingen. Dagegen helfen einfache mentale Übungen, die derlei Verkrampfungen wieder lösen.

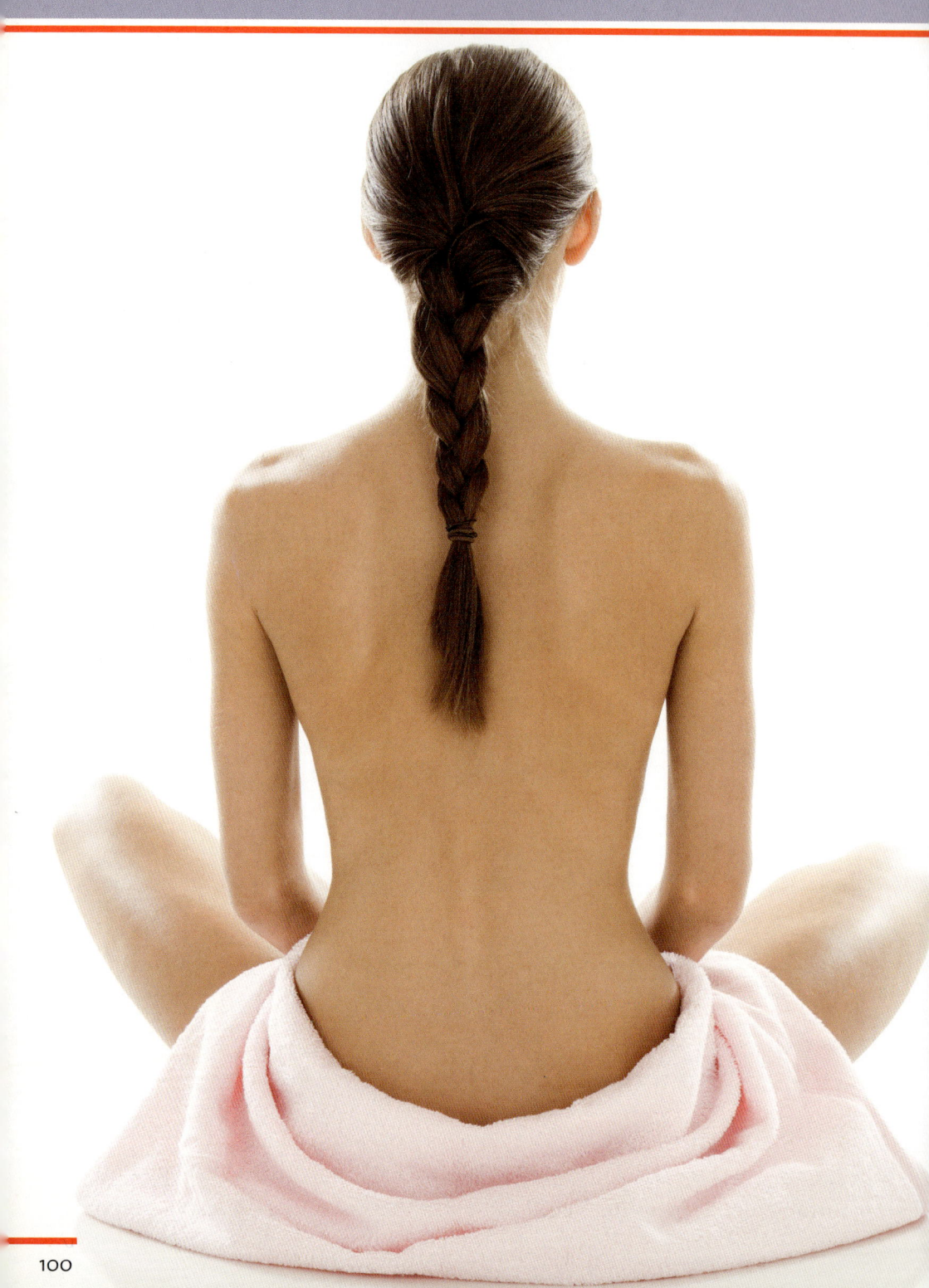

Yoga

Eine aus Indien stammende Lehre für geistige und körperliche Übungen mit unterschiedlichen Ausprägungen. Es geht vor allem darum, Körper, Geist und Seele zur Einheit werden zu lassen. Dies führt zu Selbstversunkenheit, innerem Frieden und totaler Entspannung. Die Übungen formen sich aus Bewegungsritualen, Atemtraining, oft unter Anwendung von Mantras, dies sind selbsthypnotische Kurz- und Beschwörungsformeln. Die dadurch freigesetzten inneren Kräfte steigen über die Wirbelsäule zu den Energiezentren des Körpers auf.

Autogenes Training

Körper und Seele für Minuten in Erholung schicken – so etwa kann man diese Übungen bezeichnen. Dabei geht es um eine Kombination von Atem-, Schwere- und Wärmeübungen. Autogenes Training zeigt auf überraschende Weise auf, wie intensiv mentale Signale, über Nervenreizwege und hormonelle Regelkreise, beruhigend und entspannend auf den Körper einwirken können.

Qi-Gong

Dies ist eine Form aneinander gereihter Haltungsübungen, die sanft und entspannend ineinander überfließen, ähnlich einem meditativen Tanz, in dem man auf wohltuende Weise ganz sich selbst überlassen bleibt. Geist und Bewusstsein übernehmen die Kontrolle, so etwa bei Atemübungen oder Meditationsphasen im Stehen oder Sitzen. Es gibt unterschiedliche Qi-Gong-Formen, bis hin zu so genannten Martial Arts, also kampfsportähnlichen Übungen wie z. B. Tai Chi.

Pilates

Mit dieser Methode kann man seinen Körper in allen seinen Bewegungen kontrollieren, Körper und Seele werden dabei in einem entspannenden

Schwingungserlebnis zur vollkommenen Einheit. Äußere Einflüsse, wie mentaler Stress jeglicher Art, schwinden. Pilates-Übungen eignen sich für alle, die langsame, kontrollierte und klar voneinander abgegrenzte Übungen mögen. Man lernt seinen Körper und dessen Kraftzentren besser kennen, vor allem Rückenmuskeln werden auf ideale Weise sanft und nachhaltig gekräftigt.

Feldenkrais

Diese Methode ist so etwas wie das Gegenteil aller schweißtreibenden Hantelstrapazen in Gyms. Endlich Schluss mit dem Leistungsprinzip! Man darf also gewissermaßen völlig umdenken – zum Glück. Die Bewegungen sind langsam, sanft, Geduld ist angesagt. Die Einstiegsübungen sind erfreulich simpel: Man sitzt auf einer Matte, bewegt lediglich die Finger, legt die Hände wie im Gebet aufeinander, dreht den Arm langsam und horizontal zur Seite, bringt im Liegen Hände, Knie und Kopf zusammen – oder versucht es wenigstens. Wirkt wunderbar entspannend, Verkrampfungen im Bereich der Wirbelsäulenmuskeln lösen sich unmerklich.

Meditation

Man sitzt in entspannter Haltung, die Augen geschlossen, in sich versunken. Mehr und mehr verschwinden äußere Einflüsse, das innere Bewusstsein baut sich auf. Meditation ist eine Befreiung aus den Stressnormen unseres Alltags, der Weg in eine Welt des eigenen Ichs. Man kann auch ganz einfach nur in die Natur hinausgehen und völlig in sich versunken dem Murmeln eines Baches lauschen, dem Zwitschern von Vögeln, zusehen wie Wolken am Himmel dahin ziehen oder Baumwipfel sich im Wind wiegen. Danach kehrt man entspannt und auch vitalisiert nach Hause zurück.

Neben diesen klassischen mentalen Entspannungspraktiken gibt es noch eine Reihe weiterer Methoden, wie Alexander, Laban, Ethnic Dance, NIA (Neuromuscular Integrative Action), Chi Ball-Übungen, Yogarobics und andere. Der Buchhandel bietet darüber viele interessante Titel an.

WANN ZUM ARZT?

❖ Wenn mit Rückenschmerzen Fieber einhergeht. Ein großer Teil der akuten Rückenschmerzen bildet sich nach einigen Tagen wieder zurück. Werden die Beschwerden nach 2 bis 3 Tagen nicht deutlich besser, sollte ein Orthopäde aufgesucht werden.

❖ Der Arzt muss auch aufgesucht werden, wenn Rückenschmerzen mit Gehbeschwerden, Schwindel, Fieber oder anderen Störungen einhergehen.

❖ Wenn Kinder Rückenschmerzen haben, die nicht eindeutig auf einen Spiel- oder Sportunfall zurückzuführen sind, sollte man ebenfalls die Arztpraxis aufsuchen.

❖ Vorsicht beim Gebrauch von Schmerzmitteln aus der Apotheke für die Selbstbehandlung. Wenn sich Fehlbildungen im Rücken mit leichten Schmerzen ankündigen, können sie zwar durch rezeptfreie Medikamente gelindert werden oder ganz schwinden, weil Nerven sich dem Schmerzsyndrom anpassen. Doch dann besteht – speziell nach dem 40. Lebensjahr – die Gefahr, dass sich Fehlbildungen und Muskelprobleme verstärken, somit die Grundlage für eine in späteren Lebensjahren auftretende Chronifizierung des Schmerzes beitragen. Mein Tipp: bei Rückenschmerzen lieber zum Facharzt als zum Apotheker!

Minimal-invasive und
mikrochirurgische Eingriffe

DIE NEUESTEN THERAPIEN BEI RÜCKENLEIDEN

Uns Orthopäden zeigt sich jede Wirbelsäule als Individuum, das entsprechend beurteilt und behandelt werden muss. Das sensible Zusammenspiel von Wirbelkörpern, Bandscheiben, Sehnen, Muskeln und Bändern offenbart sich bei jedem Patienten unterschiedlich. Wenn Autos nicht fahren, weil der Tank leer ist, wird das Problem auf die stets gleiche Weise gelöst. Ähnlich mag es beim Zahnarzt sein: Der bohrt, setzte eine Plombe ein – und der Schmerz ist weg. Rückenleiden ist aber nicht gleich Rückenleiden, deshalb ist für uns jede Patientin, jeder Patient ein Sonderfall, der personenbezogen behandelt werden will und muss.

UNTERSUCHUNG UND DIAGNOSE

Der Patient oder die Patientin schildert die Symptome, die Probleme, dann kommt es zur Anamnese, dem sorgfältigen Einblick in die Krankengeschichte, vor allem in Bezug auf Beginn und Verlauf der aktuellen Beschwerden, Medikamenteneinnahme, bereits vorgenommene Therapien usw. Die klinische Untersuchung setzt meist mit dem Betasten der Rückenpartie ein. Ich befühle zuerst die Haut, schätze deren Wärmezustand, die Beschaffenheit, den Feuchtigkeitsgehalt und die Verschieblichkeit ein.

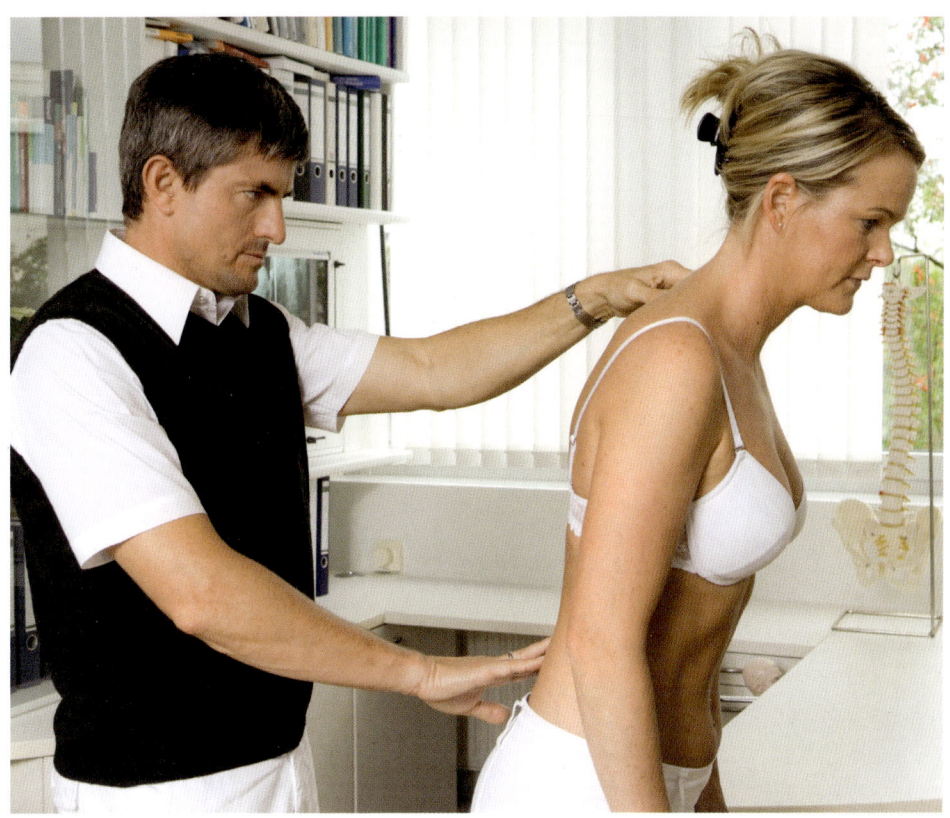

*Erste Begutachtung:
Dr. Reinhard Schneiderhan mit Patientin*

Durch Betasten kann ich Muskel-Sehnen-Reflexe testen. Wenn Venen auf Druck schmerzen, könnte dies auf eine Venenentzündung hinweisen. Wenn beim Gehen Schmerzen entstehen, der Puls größerer Schlagadern an den Füßen aber nur schwach ist, könnte dies Anzeichen einer Verengung von Bein- oder Beckenarterien sein. Wichtig ist auch, die Wirbelsäule nach Nervenreizungen hin abzuklopfen. Insgesamt spielen bei der Erstuntersuchung bis zur Diagnose eine Fülle unterschiedlicher Kriterien und Parameter eine Rolle, ehe unser Kernteam aus Orthopäden, Neurologen, Psychotherapeuten, Physiotherapeuten sowie Radiologen ein Behandlungsprogramm erstellt.

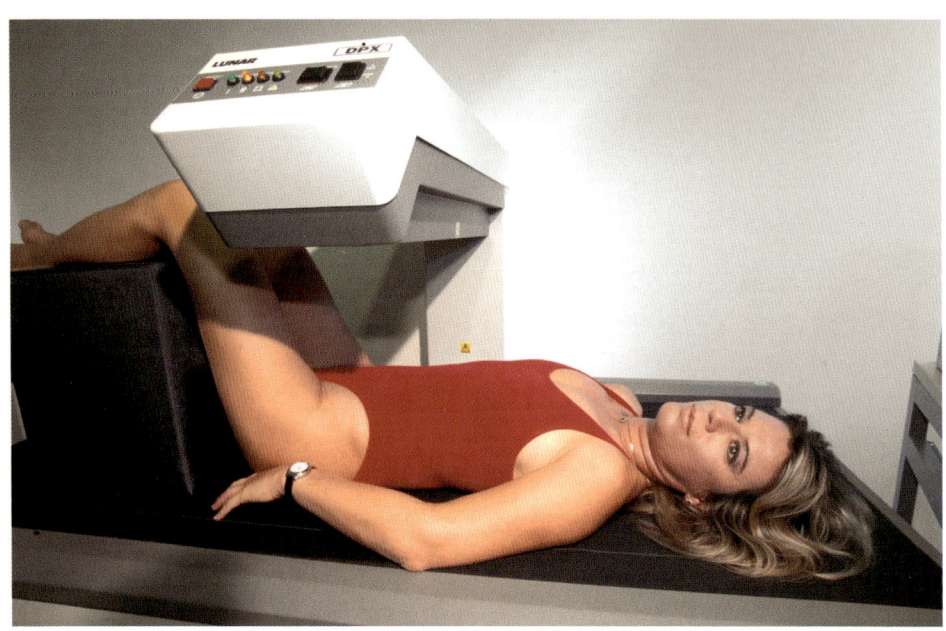

Schnell und schmerzlos: die Knochendichtemessung

In unserer Praxisklinik in München-Taufkirchen suchen viele Frauen und Männer Hilfe gegen ihre oft quälenden Rückenschmerzen, gegen die ihnen andernorts meist nicht geholfen werden konnte. Schmerzen sind ja nicht nur eine Belastung im Alltag, sie zwingen die Betroffenen nicht selten in eine Lebensweise, die ihnen allen Optimismus raubt. Auch Familienmitglieder leiden mit, ebenso Partner, sogar die Kinder. Da wird schon klar, dass diesen Menschen nicht nur mit fachlichem Interesse begegnet werden muss, sondern auch mit Verständnis für ihre Nöte und ihre Verzagtheit. Deshalb steht der Patient im Mittelpunkt einer interdisziplinären Behandlung. Experten verschiedener Spezialrichtungen kümmern sich im Team um ihn, hinzu gesellt sich oft eine internationale Kooperation mit hochqualifizierten Fachleuten aus anderen Ländern, anderen Universitäts- und Forschungseinrichtungen, jeweils einbezogen in die individuelle Behandlung eines Patienten..

SCHMERZBEHANDLUNG MIT MEDIKAMENTEN

Bei Patienten mit akuten und chronischen Schmerzzuständen der Hals-, Brust- und Lendenwirbelsäule werden ambulant in der Praxis Nervenwurzel- und Infusionsbehandlungen durchgeführt, außerdem Akupunkturbehandlungen und Chirotherapie sowie physikalische und krankengymnastische Therapien. Wenn eine kurzzeitige stationäre Behandlung notwendig wird, werden z. B. unter Bildwandler im Operationssaal gezielt Medikamente an die schmerzende Wirbelsäule und in die Nähe des Rückenmarks injiziert. Mitunter sind auch spezielle Infusionsbehandlungen notwendig.

Die meisten Schmerzmittel wirken auf Nervenleitungen und hemmen oder unterdrücken die Nervenreizübertragung von Schmerzsignalen ans Gehirn. Dadurch wird zwar die Schmerzursache nicht beseitigt, der Patient ist aber zunächst schmerzfrei. Für Frauen und Männer mit starken und chronischen Schmerzen steht eine Reihe von modernen Arzneimitteln zur Verfügung, die rasch und zuverlässig wirken, sich auch gezielt und dosiert verabreichen lassen. Die medikamentöse Schmerztherapie sollte allerdings mit anderen Behandlungsmethoden kombiniert werden, die auch an der Schmerzursache ansetzen. Voraussetzung ist in jedem Fall eine präzise Diagnose zur Erkennung der eigentlichen Schmerzquelle.

ARZNEIMITTEL GEGEN SCHMERZEN

- Bei mittelstarken Schmerzen werden am häufigsten so genannte nicht-steroidale Antirheumatika (NSAR) verschrieben, wie Ibuprofen, auch die neuen COX-2-Hemmer. Wirkstoffe wie Diclofenac haben sich bewährt, können aber unerwünschte Nebenwirkungen an Magen oder Darm hervorrufen.
  Bei Ibuprofen treten solche Nebenwirkungen seltener auf. Inzwischen stehen neue und besser verträgliche COX-2-Hemmer zur Verfügung.

- Bei starken oder stärksten Schmerzen zählen Opioide, darunter moderne Morphin-Präparate, zu den wirksamsten Mitteln.
  Sie wirken nicht an der Schmerzquelle, sondern beeinflussen die Schmerzunterdrückung in Gehirn und Rückenmark.

- Tabletten können zu Nebenwirkungen am Verdauungstrakt führen. So genannte Retard- oder Depotpräparate setzen den Wirkstoff über einen längeren Zeitraum frei.

- Bei Patienten mit stärksten Schmerzen, die auf eine kontinuierliche Dauerschmerzbehandlung angewiesen sind, haben sich moderne Schmerzpflaster als Alternative zu Tabletten bewährt. Die Wirkstoffe gelangen aus dem Pflaster durch die Haut in den Körper.

- Ganz anders wirken so genannte Antidepressiva. Sie helfen besonders bei chronischen Schmerzen, weil sie unter anderem die Schwelle der Schmerzwahrnehmung erhöhen.

- Muskeln entspannende Mittel beugen chronischen Schmerzen vor. Sie verringern eine schmerzhaft erhöhte Muskelspannung, eine der Hauptursachen für die Schmerzentwicklung.

UNTERSTÜTZENDE PHYSIOTHERAPIE

In einer nach neuesten wissenschaftlichen Erkenntnissen ausgestatteten Praxisklinik stehen für die Heilbehandlung auch Krankengymnastik und Physiotherapie zur Verfügung, die das gesamte Spektrum der äußerlichen Anwendung von Heilmitteln anbieten. Ärzte und Physiotherapeuten arbeiten das Behandlungsprogramm individuell für jeden Patienten gemeinsam aus.

Dazu gehören eine umfassende orthopädische Beratung, ganzheitliche Verfahren und Präventivmaßnahmen, Anti Aging – bzw. Best Aging-Programme, moderne Arthrose- und Osteoporose-Behandlung sowie ein effektives Rückentraining. Außerdem Therapien mit Akupunktur und Homöopathie, progressive Muskelrelaxationen (moderne Tiefenmuskelentspannung), und Stoßwellentherapien, z. B. gegen Verkalkungen der Schulter oder gegen Pseudo-Arthrosen.

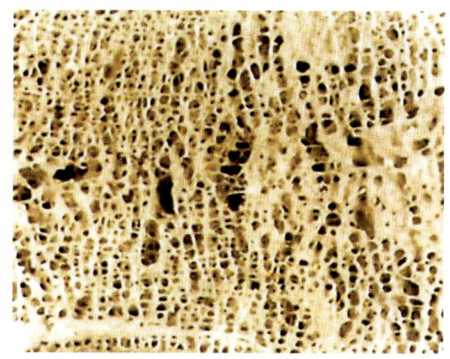
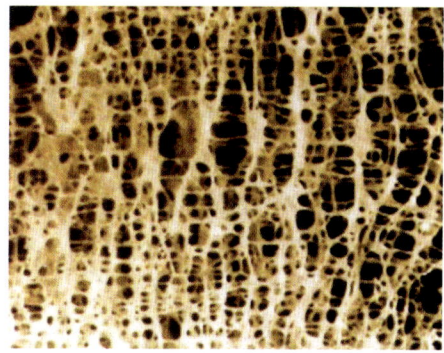
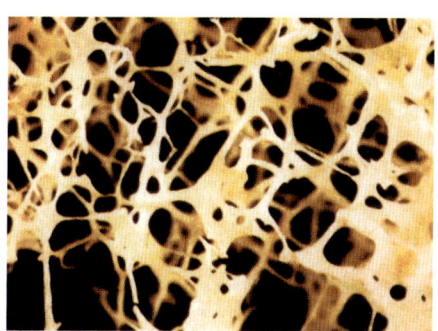

*Osteoporose:
feste Knochenstrukturen lösen sich auf*

HILFE DURCH MINIMAL-INVASIVE EINGRIFFE

Früher waren Operationen am Rückgrat mit hohen Risiken verbunden. Doch seit wenigen Jahren eilt die medizinische Behandlungstechnik in einem unvorstellbaren Forschungs- und Innovationstempo voran. Was vor vier oder fünf Jahren noch Behandlungsstandard war, gilt heute teilweise als längst überholt. Dazu tragen die verfeinerten Diagnoseverfahren bei, wie Computertomographie oder Magnetresonanz- und andere Bild gebende Verfahren, insbesondere aber die überlegenen neuen Behandlungstechniken der mikrochirurgischen und minimal-invasiven Eingriffe.

DER MIKRO-TROKAR

Die häufigsten Eingriffe der Neurochirurgie an der Wirbelsäule waren bisher Operationen mit Hilfe von Endoskopen, röhren- oder schlauchförmigen Instrumenten, z.B. zum Einführen spezieller Minigeräte. Doch auch die wurden in den vergangenen Jahren enorm verbessert und verfeinert. Statt des gebräuchlichen und noch recht plumpen Endoskops setzen moderne Neurochirurgen heute weitaus kürzere und schlankere Röhrchen ein, den so genannten Mikro-Trokar. Dadurch wird empfindliche Rückenmuskulatur weitgehend geschont, nach dem Eingriff ist der Patient schneller wieder beweglich, und es bleiben meist keine oder kaum Narben zurück. Der Mikro-Trokar eignet sich ideal für mikrotherapeutische Eingriffe in größere Bandscheibenvorfälle oder auch bei knöchernen Verengungen des Wirbelkanals.

Bandscheiben und Wirbelkanalverengungen werden in der modernen Mikrochirurgie nicht mehr durch große Hautschnitte, sondern durch höchstens ein bis drei Zentimeter kleine Miniöffnungen operiert. Oft reicht gar nur noch ein wenige Millimeter kleiner Einstich durch die Haut. Bei einem Bandscheibenvorfall können wir Operateure mit dem Mikro-Trokar unter direkter Sicht durch ein Operationsmikroskop hervorquellendes Bandscheibengewebe entfernen. Bei vielen Menschen führt jedoch nicht ein Bandscheibenvorfall zu heftigen Schmerzen, sondern eine knöcherne Verengung des Wirbelkanals, in dem Rückenmarksnerven zusammengedrückt werden. Die Betroffenen leiden unter chronischen Schmerzen, können keine großen Strecken mehr gehen, mitunter nur noch fünf oder zehn Meter, ehe sie sich hinsetzen müssen, weil Schmerzen zu stark und die Beine zu schwach werden.

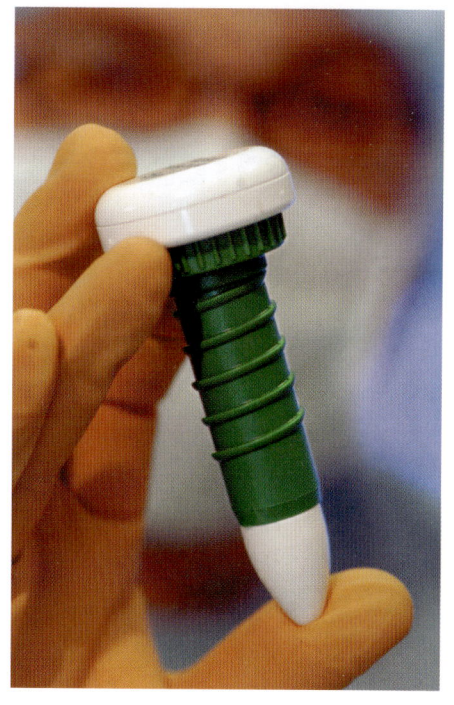

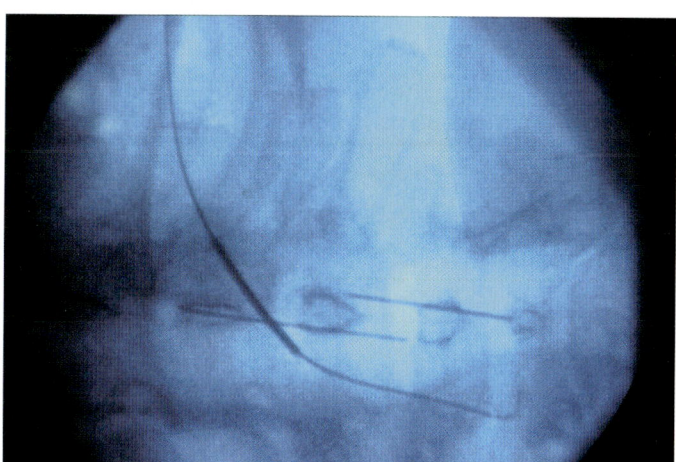

Oben:
High-Tech-Therapie
mit dem Mikro-Trokar

Links:
Der extrem feine
Wirbelsäulenkatheter
im Röntgenbild

Bislang wurden in solchen Fällen Wirbelbögen und -gelenke auf beiden Seiten meist weitgehend entfernt. Dies machte die Wirbelsäule aber oft instabil, weil sich Wirbelkörper gegeneinander verschieben konnten. Heute bevorzugen wir den mikroskopischen Zugang, der eingeengte Wirbelkanal wird nur auf einer Seite geöffnet und mit Hilfe einer speziellen Technik auf beiden Seiten erweitert. Rückenmarksnerven haben dann wieder ausreichend Platz. Der Eingriff wird in Vollnarkose durchgeführt, der Patient kann am nächsten Tag wieder aufstehen und spürt bereits eine Linderung seiner Beschwerden. Er bleibt aber noch etwa fünf Tage in der Klinik und trägt zu seinem Schutz ein Spezialmieder.

MIKROSKOPISCHE LAMINOTOMIE

Diese schonende, mikroskopische Operationsmethode wird bei größeren Bandscheibenvorfällen im Bereich der Lendenwirbelsäule durchgeführt, insbesondere dann, wenn zusätzlich noch ausgeprägte knöcherne Verengungen (Stenosen) mit Einklemmung von Rückenmarksnerven (Spinalnerven) vorliegen. Um Muskulatur und Stützgewebe zu schonen, wird der mikrochirurgische Zugang so klein wie möglich gehalten.

Über der Wirbelsäule wird in Vollnarkose ein 2,5 bis 3 Zentimeter langer Hautschnitt angelegt, in diesem Bereich die Muskulatur vorsichtig vom Wirbelknochen abgelöst. Der Chirurg öffnet unter mikroskopischer Sicht den Wirbelkanal und sucht den Bandscheibenvorfall und den eingeklemmten Spinalnerv auf. Mit seinen feinen mikroskopischen Instrumenten entfernt er den Bandscheibenvorfall und beseitigt knöcherne Einengungen im Verlauf des Spinalnervs.

MIKROLASER-BEHANDLUNG

In der Behandlung von Bandscheibenvorfällen der Halswirbelsäule wird bei örtlicher Betäubung (Lokalanästhesie) ein Mikrolaser eingesetzt. An der Halsvorderseite wird eine sehr dünne Punktionsnadel seitlich eingeführt und unter Röntgenbildwandlerkontrolle in die betroffene Bandscheibe vorgeschoben. Durch die Nadel gelangt eine Mikrolaserglasfaser zielgenau in den Bandscheibenvorfall. Bei der Lendenwirbelsäule wird eine dünne Nadel von hinten schräg in die betroffene Bandscheibe eingeführt.

Durch Einwirkung des Laserlichts auf das Bandscheibengewebe kommt es zu einer Schrumpfung des Bandscheibenkerns, des so genannten Nucleus, sowie des Bandscheibenfaserringes (Anulus) mit den anhaftenden vorgefallenen Bandscheibenanteilen. Durch diesen Shrinking-Effekt verringert sich das Volumen, dadurch wird die eingeklemmte Nervenwurzel entlastet, ausstrahlende Schmerzen klingen ab. Als zusätzlicher Therapieeffekt wandelt sich das Gewebe des Faserrings um, kleinere Bandscheibeneinrisse verschließen sich wieder. Zusätzlich kann das Laserlicht so genannte Schmerzrezeptoren des Bandscheibenfaserrings ausschalten und somit vom Schmerz befreien.

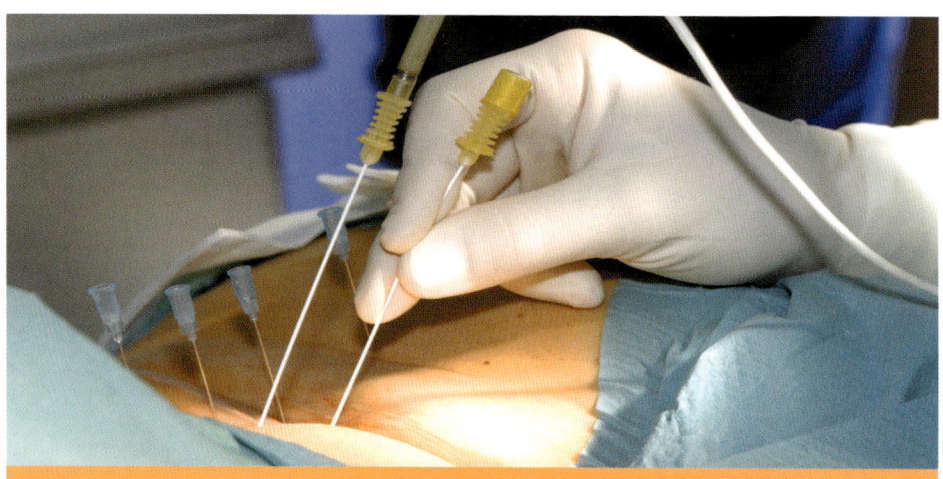

EPIDURALE WIRBELSÄULENKATHETERTECHNIK

- ❖ In unserer Praxisklinik haben wir die Kathetertechnik kontinuierlich weiter entwickelt, zu einem elastischen Katheter, der mit einer kleinen Sonde ausgestattet ist und zielgenau platziert werden kann.

- ❖ Diese Weiterentwicklung hat sich nach rund 15 000 Eingriffen bestens bewährt. Dabei wird unter örtlicher Betäubung eine extrem feine Spezialkanüle in den Epidural-Raum der Wirbelsäule eingeführt, bei Lenden- und Brustwirbelbeschwerden im Steißbeinbereich, bei Halswirbelsäulenbeschwerden im oberen Bereich der Brustwirbelsäule.

- ❖ Die Spezialsonde wird unter Bildwandlerkontrolle und einer Kontrastmittelgabe äußerst präzise im rückenmarksnahen Bereich platziert. Dabei geht es vor allem um eine Abschwellung und Schrumpfung von störendem Gewebe. Verschiedene Medikamente werden zielgenau injiziert, Entzündungen und Schmerz bilden sich zurück.

- ❖ Gegen rückenmarksnahe Vernarbungen und Verklebungen, die z. B. nach Bandscheibenoperationen auftreten können, werden spezielle Enzymlösungen zusätzlich eingespritzt. Der Eingriff dauert nur 40 bis 60 Minuten, bereits eine weitere Stunde später kann der Patient in der Regel aufstehen und umhergehen.

HITZESONDENBEHANDLUNG

Dabei werden zunächst betroffene Wirbelsäulengelenke örtlich betäubt, danach sucht der behandelnde Arzt unter Röntgenkontrolle die Schmerzpunkte im Bereich der schmerzenden Nervenfasern auf. Dorthin führt er in einem bestimmten Winkel mit großer Präzision die Hitzesonde ein. Computergesteuert werden danach die zu behandelnden Schmerzfasern der betroffenen Gelenke getestet. Danach spritzt er noch einmal ein örtliches Betäubungsmittel unmittelbar an die zu behandelnde Stelle.

Anschließend wird die Sondenspitze erhitzt und meist mehrere kleine Bezirke verödet, somit die Leitfähigkeit der hier verlaufenden Schmerzfasern unterbrochen. Der Schmerz kann sich jetzt nicht weiter ausbreiten. Diese so genannte perkutane Thermokoagulation hat den Vorteil, dass sie gezielt und exakt wirkt, meist über mehrere Jahre hinweg. Oft kann damit eine Wirbelsäulenversteifungsoperation vermieden werden.

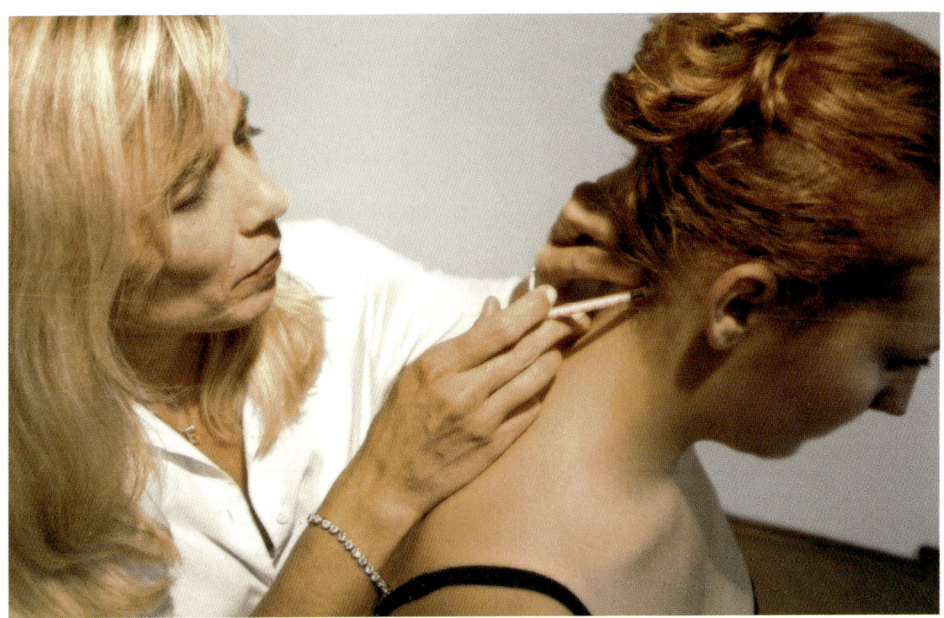

In schmerzhafte Muskelverhärtungen werden kleinste Mengen Botulinum-Toxin gespritzt

BOTULINUM-TOXIN GEGEN SCHMERZEN

Bei dieser neuen Therapie gegen spannungsbedingte Kopf-, Nacken- und Rückenschmerzen werden kleinste Mengen des Wirkstoffs Botulinum-Toxin in schmerzhafte Muskelverhärtungen, die so genannten Triggerpunkte, injiziert. Diese Toxine sind neurotoxische Eiweißstoffe, die von Bakterien ausgeschieden werden, sie hemmen die Signalübertragung von Nervenzellen. Für die Behandlung werden extrem dünne Kanülen verwendet.

Als Folge der Behandlung kommt es zu einer leichten und vorübergehenden Lähmung der Muskeln, die erschlaffen, wodurch spannungsbedingte Schmerzen verschwinden. Die spürbare Wirkung tritt zwei bis zehn Tage nach der Injektion auf und hält im Allgemeinen drei bis sechs Monate lang an.

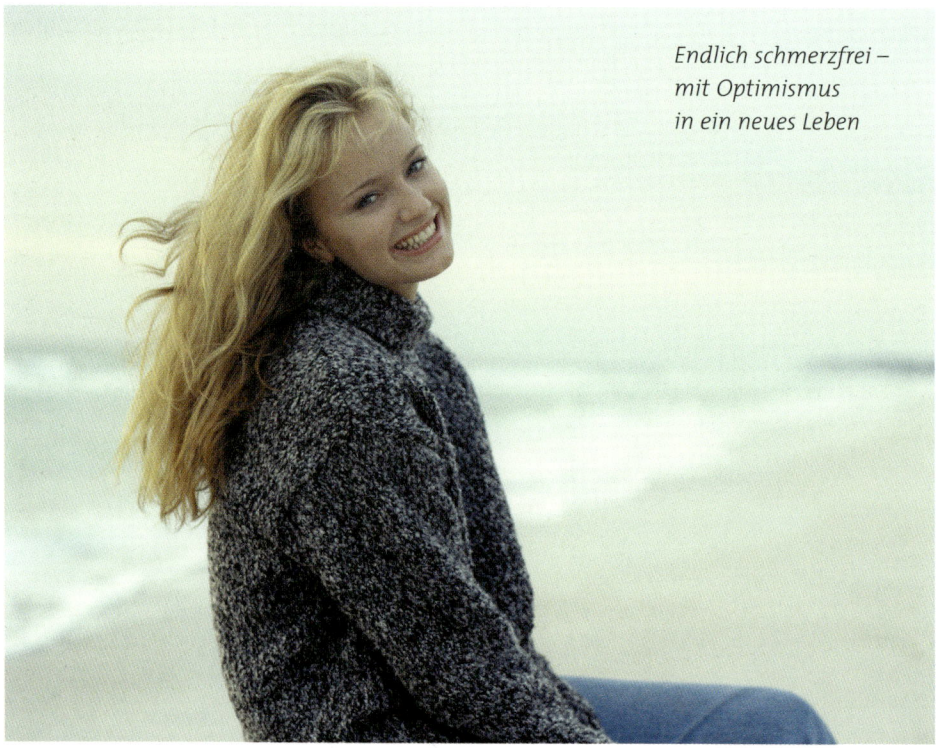

Endlich schmerzfrei – mit Optimismus in ein neues Leben

MÜSSEN BANDSCHEIBEN-PATIENTEN UNBEDINGT UNTERS MESSER?

Die Antwort lautet: nein. Ähnlich wie bei den minimal-invasiven Eingriffen in der Herzchirurgie hat auch die Katheter-Technik bei Rückenleiden rasante Fortschritte gemacht. Umso erstaunlicher (und auch unverständlicher), dass bei uns in Deutschland pro Jahr immer noch über 100.000 Rückenschmerz- und Bandscheibenpatienten unters Skalpell kommen – und nicht immer mit dem erhofften Heilungserfolg. Viele dieser von Rückenschmerzen geplagten Frauen und Männer haben vorher schon etliche Ärzte aufgesucht, Schmerztherapien ertragen, ehe sie sich einer riskanten und – im wissenschaftlichen Sinne– auch völlig überalterten Skalpelloperation unterzogen.

Bei den schonenden, High Tech-gesteuerten mikrochirurgischen Eingriffen reicht oft ein nur wenige Millimeter kleiner Einstich durch die Haut, um anschließend mit Hilfe des Mikroröhrchens, des Trokars, und eines 3 D-Mikroskops selbst versteckt im Nervenwurzelkanal liegende Bandscheibenvorfälle zu entfernen. Der Patient kann meist schon zwei Stunden nach dem Eingriff aufstehen, nach zwei bis drei Wochen leichte körperliche Arbeiten aufnehmen und nach drei Wochen bestimmte Sportarten ausüben.

DIE WICHTIGSTEN BIOSTOFFE FÜR UNSER SKELETT

Unsere Knochen, unsere Wirbelsäule, bestehen aus Milliarden winzigen Zellen mit einem enorm betriebsamen Stoffwechsel. Diese Zellen sind wie kleine Babys, sie wollen Tag und Nacht mit Nährstoffen gefüttert werden, sonst sinkt ihre Stoffwechselrate ab, und sie altern rasch. Jede dieser Zellen besteht aus Millionen Einzelteilen, wie Mitochondrien in denen Zellenergie entsteht, Ribosomen, den kleinen Werkstätten für Zellproteine, Enzymdepots, Müllentsorgungsstationen und vielen anderen Elementen – alles eingebettet in das so genannte Zytoplasma, das Zellinnere, das bis zu 90 Prozent aus Flüssigkeit besteht.

Ganz klar, dass unsere Wirbelsäule mitsamt ihren unterstützenden Muskeln, Sehnen, Bändern und Nerven nur dann optimal leistungsfähig sein kann, wenn sie mit Biostoffen gut versorgt ist. Voraussetzung ist deshalb eine kerngesunde Ernährung mit viel Obst, Gemüse und Vollkornprodukten - also mit ziemlich genau jenen Nahrungsmitteln, auf die unser Rückgrat genetisch programmiert ist und mit denen sich auch schon unsere Vorfahren, die Neandertaler, fit gehalten haben. Um gesund zu sein und es zu bleiben, brauchen wir sieben verschiedene Arten von Nährstoffen:

- Vitamine
- Mineralien
- Spurenelemente
- Eiweiß
- Fett

- Kohlenhydrate
- Wasser

Spezielle Biostoffe spielen eine Sonderrolle für den extrem sensiblen Mechanismus unseres Rückgrats. Diese Lebensmoleküle müssen deshalb unbedingt in ausreichenden Konzentrationen in unserer täglichen Nahrung vorhanden sein. Dies bedeutet gleichzeitig einen Verzicht auf nährstoffarme, leere Kost aus Fertig- und Dosengerichte, Junk- und Fast-Food, Wurst- und Hackfleischprodukten sowie Süßem und süßen Getränken.

Kalzium

99 Prozent dieses Minerals stecken in unseren Knochen und Zähnen, das restliche Prozent erfüllt andere Aufgaben, z. B. beim Transport von Nährstoffen oder der Reizweiterleitung von Nerven. Kalzium ist also ein Element mit zwei Gesichtern, vor allem aber wichtigster Rohstoff bei der Knochenbildung. Dies ist vor allem für Frauen nach der Menopause wichtig, die pro Jahr bis zu zwei Prozent an Knochenmasse verlieren können und deshalb sehr auf den Kalzium-Nachschub angewiesen sind.

In unserem Rückgrat, wie auch in allen Knochen, ist das Verhältnis von Kalzium zu Magnesium und Phosphat fein abgestimmt. Wenn wir zu phosphatreich essen, also z. B. viel Wurst, Hamburger und dazu noch Cola oder Limo trinken, wird das darin enthaltene Phosphat in erheblichen Mengen ausgeschieden – gleichzeitig aber auch wichtiges Knochen-Kalzium, was unser Skelett natürlich schwächt. Kalzium ist vor allem in Milch und Milchprodukten wie Käse oder Joghurt enthalten, allerdings auch sehr reich in Gemüse

Magnesium

Unerlässlicher Bestandteil unserer Knochenmatrix ist auch der Mineralstoff Magnesium, Bestandteil von mehr als 300 Enzymen, also von kleinen Molekülen, die unseren Stoffwechsel erst so richtig in Schwung bringen.

Für viele Wissenschaftler steckt in Magnesium das Geheimnis des Lebens. Das Element ist verborgen im Blattgrün von Pflanzen, dem Chlorophyll, das Sonnenstrahlen anzapft und mit Hilfe dieser Lichtenergie Kohlenstoff in Pflanzenzellen einbaut, wodurch überhaupt erst organisches Leben möglich wird.

Viel Magnesium enthält unser Körper nicht, lediglich etwa 20 bis 30 Gramm, vornehmlich im Skelett. Enthalten ist der Energie- und Kraftspender vor allem in Samen, Kernen, Keimen, Nüssen, Hülsenfrüchten und grünem Blattgemüse. Idealer Magnesium-Snack für den kleinen Hunger zwischendurch sind Bananen.

Phosphor

Dieses Mineral ist wichtigster Partner von Kalzium beim Aufbau der Knochensubstanz. Der Körper eines Erwachsenen enthält etwa 800 Gramm Phosphor, 85 Prozent davon sind in den Knochen konzentriert, wo Phosphor zusammen mit Kalzium den Knochenzement Hydroxylapatit bildet. Ein erwachsener Mann braucht täglich etwa eineinhalb Gramm Phosphor, eine Frau durchschnittlich ein Drittel weniger. Doch leider enthält unsere meist ungesunde Nahrung zu viel von diesem Mineral, sodass die natürliche Feinabstimmung mit Kalzium und auch mit Magnesium verlorengeht. Dann wird dieses ursprünglich gesunde Element zum Stoff, der unser Rückgrat schwächt.

Phosphor ist sehr reich in Vollkornprodukten, Naturreis, Hülsenfrüchten und Nüssen enthalten, außerdem in Käse und in Weizenkeim. Phosphormangel führt zu Knochenbeschwerden und – speziell bei Frauen – zu Osteoporose, dem Knochenschwund.

Zink

Der Tausendsassa in unserem Stoffwechsel, mit über 100 Enzymen überall in unserem Körper an lebendigen Zellimpulsen beteiligt. Zink stimuliert die Synthese aller Hormone, vor allem auch von Wachstumshormon, das mithilft, dass sich unsere Knochen – und somit auch das Rückgrat – nachts regenerieren und verjüngen. Das Spurenelement kräftigt auch die Struktur unserer Gene und Chromosomen in den Zellkernen, vor allem ist es wichtiger Bestandteil unseres Immunsystems, darüber hinaus überall beteiligt, wo Aminosäuren, die kleinen Eiweißbausteine verarbeitet werden. Weil unsere Knochen hauptsächlich aus Eiweiß bestehen, brauchen wir natürlich auch viel Zink. Das Spurenelement ist auch bedeutender Enzymspender beim nächtlichen Aufbau jugendlichen Bindegewebes, so z. B. in den Sehnen und Bändern in unserem Rücken.

Neben einem Defizit an Folsäure ist ein Zinkdefizit der am weitesten verbreitete Nährstoffmangel. Dies liegt daran, dass unsere Lebensmittel sehr arm an Zink sind. Darunter leidet natürlich auch unsere Wirbelsäule mit ihrem hohen Zinkbedarf – Grund genug, auf nährstoffarme Fertiggerichte und Billigkost zu verzichten. Am meisten von diesem Spurenelement steckt in Naturreis, Vollkornprodukten, Hülsenfrüchten und Eiern.

Boron

Von diesem Spurenelement braucht unser Körper nur verschwindend geringe Mengen. In jedem Gramm unseres Gewebes steckt etwa der zehnte Teil eines Millionstel Gramms Boron. Interessant: Das Spurenelement konzentriert sich vorwiegend in Milz, Schilddrüse und im Skelett, wo es eine bedeutende Rolle beim Knochenwachstum spielt. Boron regelt nämlich von der Schutzhülle der Zellen aus Stoffwechsel und Einbau größerer Mineralstoffe wie Kalzium, ist deshalb einer der besten Verbündeten unseres Skeletts. Wichtige Knochenmineralien wie Kalzium, Phosphor und Magnesium werden unter Boronmangel schlechter verwertet. Darüber hinaus führt Boronmangel zu erhöhten Ausscheidungen von Kalzium und Magnesium über den Urin.

Das Spurenelement ist hauptsächlich in Obst enthalten, mit Ausnahme von Zitrusfrüchten. Auch Nüsse, Blattgemüse und Hülsenfrüchte sind reich an diesem Spurenelement. Mit einer gesunden Basiskost können wir unseren täglichen Bedarf von etwa sieben Milligramm Boron gut abdecken. Boron stabilisiert dann Östrogen-Werte, wirkt somit vorbeugend gegen Osteoporose.

Eisen

Dieses Spurenelement brauchen wir vor allem für die Sauerstoffversorgung aller unserer Körperzellen. Als Teil des Blutfarbstoffmoleküls Hämoglobin transportiert Eisen Sauerstoff in die Mitochondrien der Zellen, also in die winzigen Energiebrennkammern. Auf diese stete Zufuhr sind auch unsere Rückenmuskeln angewiesen, die in Mitochondrien ihre Energieprozesse entfalten, als Voraussetzung für kräftige Rückenmuskeln. Bei Eisenmangel sind Muskeln nur begrenzt leistungsfähig, Rücken stärkende Übungen weniger effektiv. Frauen leiden besonders unter Defiziten an diesem Spurenelement, weil sie während der Regeltage mit dem Blut viel Eisen verlieren.

Besonders reich an Eisen sind Pilze, Hülsenfrüchte, Nüsse, Samen, Kerne, Vollkornprodukte, Naturreis und grünes Blattgemüse. Damit Eisen im Organismus optimal verwertet wird, wird viel Vitamin C benötigt. Etwas frisches Obst mit oder nach der Hauptmahlzeit führt zu einem höheren Eisenschub ins Gewebe.

Mangan

Einer der tüchtigen Minimotoren in unserem Stoffwechsel, beteiligt an allen Energieprozessen in den Mitochondrien der Zellen. Ohne Mangan lodert das Energiefeuer in den Zellen nur beschränkt, was sich auf die Knochenneubildung und auf die Leistungsfähigkeit der Muskeln auswirkt. Beim Eiweiß-, Fett- und Kohlenhydratstoffwechsel mischt das Spurenelement aktiv mit, speziell in den so genannten Ribosomen, den winzigen Zellwerkstätten, in denen Eiweißbausteine zu Zellproteinen zusammengeknüpft werden.

Nüsse und Kerne, oder auch Studentenfutter sind der beste Mangan-Snack, ansonsten ist das Spurenelement reich in Vollkornprodukten, Naturreis, Hülsenfrüchten, Spinat und Kartoffeln enthalten. Manganmangel kann eine der Ursachen für eine schwache Wirbelsäule sein, deshalb sollte ein sinnvolles Aufbautraining stets auch mit kerngesunder Ernährung einhergehen.

Vitamin C

Dieser Biostoff ist direkt oder indirekt an allen unseren Stoffwechselreaktionen beteiligt, dementsprechend auch beim Aufbau von Bindegewebe und Knochenmasse. Professor Katherine L. Tucker vom renommierten Institut für Ernährung der Tufts University in Medford (US-Staat Massachusetts) stellte in einer vierjährigen Studie fest, dass Menschen mit einem gesunden hohen Anteil an Vitamin C in ihrer Nahrung weniger oder kaum Knochensubstanz verloren. Hingegen entwickelte sich bei Frauen und Männern mit einer durchschnittlichen Einnahme von täglich nur 73 Milligramm Vitamin C eine schleichende Osteoporose. Professor Tucker: »Vitamin C aktiviert den Östrogen- und Kalziumstoffwechsel«.

Professor Robert P. Heaney von der John A. Creighton University in Omaha (US-Staat Nebraska) ergänzt: »Ohne Vitamin C bildet sich zu wenig Kollagen, das die Hälfte der gesamten Knochenmasse ausmacht.« Obst und Gemüse sind die besten Vitamin C-Spender. Sie sorgen für mehr Magensäure – Voraussetzung für eine optimale Verwertbarkeit des Knochenminerals Kalzium.

Professor Tucker: »Vitamin C ist wichtigste Abwehrwaffe im Immunsystem, beugt Entzündungen vor, die den Knochenabbau beschleunigen.«

B-Vitamine

Diese Gruppe wasserlöslicher Biostoffe wirkt stets gemeinsam im Organismus, ist unerlässlich insbesondere für den Stoffwechsel von Kohlenhydraten und Eiweiß. Eine Sonderrolle für unsere Wirbelsäule spielen

Folsäure und Vitamin B12, die für den Methionin-Stoffwechsel gebraucht werden. Die Aminosäure Methionin ist so genanntes Startkodon für täglich Trillionen von chemischen Reaktionen in unseren rund 70 Billionen Körperzellen, vergleichbar einer Lokomotive am Anfang eines langen Zuges. Wissenschaftler um Dr. Angelo Cagnacci von der Gynäkologischen Poliklinik in Modena (Italien) fanden heraus, dass sich unter Vitamin B-Mangel höhere Risiken für eine Osteoporose aufbauen. Verantwortlich dafür sind genetische Mutationen bei der körpereigenen Synthese von Methionin aus dem Rohstoff Homocystein.

Vitamin B6 ist in allen Zellen am Aufbau von Proteinen beteiligt, dementsprechend auch in Osteoblasten (Knochen bildenden Zellen) am Bau von neuer, junger Skelettsubstanz. Enthalten sind B-Vitamine besonders reich in Vollkornprodukten, Naturreis, Gemüse, Hülsenfrüchten und Obst.

Vitamin K

Diesen Biostoff brauchen wir vor allem für die Blutgerinnung, also wenn z. B. Wunden nach einer Verletzung schnell heilen sollen. Die zweite wichtige Rolle spielt Vitamin K beim Knochenbau, es regelt über das Knochenprotein Osteocalcin den Einbau von Kalziumphosphat in das Skelett. Ohne Vitamin K werden unsere Knochen schwächer. Weil dieser Nährstoff so unentbehrlich ist, wird er auch – als eines der wenigen Vitamine – von der Bakterienflora im Darm synthetisiert. Enthalten ist Vitamin K vor allem in allen grünen Gemüse- und Salatsorten, in Grünkohl, Blumenkohl und Rosenkohl, Milch sowie in Milchprodukten.

Vitamin K drosselt die Aktivität der Osteoklasten, der Knochenmasse abbauenden Zellen, außerdem die Synthese bestimmter Prostaglandine und anderer Entzündungsstoffe, die an der Entmineralisierung des Skeletts beteiligt sind. Deshalb wird Vitamin K zunehmend in der Therapie von Osteoporose eingesetzt.

Wasser

Unser Bindegewebe in Sehnen und Bändern und unsere Muskeln bestehen bis zu 45 Prozent aus Wasser, selbst Nervenzellen sind reich an Wasser, sonst würden sie austrocknen. Die Knochenstruktur unserer Wirbelkörper ist scheinbar fest, enthält aber doch rund ein Viertel an nährstoffreicher Flüssigkeit. Da wird schon klar, dass Wasser für eine gesunde Wirbelsäule eine dominierende Rolle spielt. Hinzu kommt, dass Bandscheiben nicht über Blutgefäße mit Nährstoffen versorgt werden, sondern durch Diffusion. Bei jedem Schritt, bei jeder Belastung quetschen sie gewissermaßen durch den entstandenen Druck Flüssigkeit aus, saugen mit Biostoffen aufgeladenes Wasser danach wieder ein. Für unser Rückgrat, für eine feste Wirbelsäule und eine anmutige Haltung ist Wasser deshalb unverzichtbar.

Besonders viel trinken hilft freilich allein nicht gegen eine Austrocknung von Wirbelsäule oder Muskeln. Das Nährstoff transportierende Wasser gelangt nämlich nicht von allein in die Zellen, sondern wird durch das Mineral Kalium ins Zytoplasma eingeschleust. Natrium wiederum, Hauptbestandteil von Salz, drückt mit Schad- und Abfallstoffen befrachtetes Wasser wieder nach außen, in die extrazelluläre Flüssigkeit, in die alle Zellen eingebettet sind. Diese so genannte Natrium-Kalium-Pumpe ist wesentliches Element der Zellversorgung, überall in der Natur, seit Milliarden Jahren, in ihrer Funktion stets unverändert gleich geblieben. Unsere Vorfahren haben sich stets mit wasserreichem Obst und Gemüse ernährt und ihre Wirbelsäule deshalb perfekt mit Biostoffen versorgt. Das Gleiche gilt für alle Tiere, die sich ausschließlich mit wasserreichen Nahrungsmitteln gesund erhalten. Wir sollten deshalb den Salzkonsum drosseln, dafür mehr kurz gegartes Gemüse in den Speiseplan einbauen – unserer Wirbelsäule zuliebe.

Wichtige Adressen

Aktion Gesunder Rücken (AGR) e.V.
Postfach 103 · 27443 Selsingen
www.agr-ev.de
Telefon 0 42 84 / 926 99 90
Fax 0 42 84 / 926 99 91

Bund Deutscher Chiropraktiker e.V.
Fuggerstraße 33 · 10777 Berlin
www.chiropraktik-bund.de
Telefon 030 / 23 51 68 30
Fax 030 / 23 51 68 11

Bundesselbsthilfeverband für Osteoporose e.V.
Kirchfeldstraße 149 · 40215 Düsseldorf
www.osteoporose-deutschland.de
Telefon 02 11 / 30 13 14-0
Fax 02 11 / 30 13 14-10

Bundesverband der deutschen Rückenschulen (BdR) e.V.
Postfach 1124 · 30011 Hannover
www.bdr-ev.de
Telefon 05 11 / 350 27 30
Fax 05 11 / 350 58 66

Bundesverband der Yogalehrenden in Deutschland e.V. (BDY)
Jüdenstraße 37 · 37073 Göttingen
www.yoga.de
Telefon 05 51 / 488 38 08
Fax 05 51 / 488 38 60

Bundesverband Skoliose-Selbsthife e. V. Interessengemeinschaft für Wirbelsäulengeschädigte
Mühlweg 12 · 74838 Limbach
www.bundesverband-skoliose.de
Telefon (Mobil) 0177 / 732 33 34
Fax 0 62 87 / 92 59 96

Deutsche Arthrose-Hilfe e.V.
Postfach 110551 · 60040 Frankfurt/Main
www.arthrose.de
Telefon 0 68 31 / 94 66-77
Fax 0 68 31 / 94 66-78

Deutsche Ärztegesellschaft für Akupunktur e.V. DÄGfA
Würmtalstraße 54 · 81375 München
www.daegfa.de
Telefon 089 / 710 05-11
Fax 089 / 710 05-25

Deutscher Dachverband für Qigong und Taijiquan e.V.
Am Leinekanal 4 · 37073 Göttingen
www.ddqt.de
Telefon 05 51 / 201 99 00

Deutsche Gesellschaft für Manuelle Medizin e.V. Geschäftsstelle der DGMM
Ärztehaus Mitte
Westbahnhofstraße 2 · 00745 Jena
www.dgmm.de
Telefon und Fax 0 36 41 / 61 21 78

Deutsche Gesellschaft für Schmerztherapie e.V.
Adenauerstraße 18 · 61440 Oberursel
www.dgschmerztherapie.de
Telefon 0 61 71 / 28 60 60
Fax 0 61 71 / 28 60 69

Deutsche Gesellschaft für Traditionelle Chinesische Medizin e.V.
Karlsruherstraße 12 · 69126 Heidelberg
www.dgtcm.de
Telefon 0 62 21 / 37 45 46
Fax 0 62 21 / 30 20 35

Deutsche Gesellschaft zum Studium des Schmerzes e.V. (DGSS)
Obere Rheingasse 3 · 56154 Boppard
www.dgss.org
Telefon 0 67 42 / 80 01-21
Fax 0 67 42 / 80 01-22

Deutsches Grünes Kreuz e.V.
Im Kilian Schuhmarkt 4 · 35037 Marburg
www.dgk.de
Telefon 0 64 21 / 29 30
Fax 0 64 21 / 229-10

Deutsche Schmerzliga e.V.
Adenauerallee 18 · 61440 Oberursel
www.schmerzliga.de
Telefon 0700 / 375 375 375
Fax 0700 / 375 375 38

**Deutscher Verband für Physiotherapie –
Zentralverband der Physiotherapeuten/
Krankengymnasten (ZVK) e.V.**
Deutzer Freiheit 72-74 · 50679 Köln
www.zvk.org
Telefon 02 21 / 98 10 27-0
Fax 02 21 / 98 10 27-25

European Rolfing Association e.V.
Nymphenburger Straße 86
80636 München
www.rolfing.org
Telefon 089 / 54 37 09 40
Fax 089 / 54 37 09 42

Feldenkrais-Verband Deutschland e.V.
Jägerwirtstraße 3 · 81373 München
www.feldenkrais.de
Telefon 089 / 52 31 01 71
Fax 089 / 52 31 01 72

**FPZ: Deutschland den Rücken
stärken GmbH**
Jakob-Kaiser-Straße 13 · 50858 Köln
www.fpz.de
Telefon 02 21 / 58 98 07 70
Fax 02 21 / 58 98 07 98

**Gesellschaft für Osteopathie
in Deutschland GbR**
Wandalenweg 14-20 · 20097 Hamburg
www.osteopathie.com
Telefon 040 / 23 04 66
Fax 040 / 23 45 22

**Praxisklinik
Dr. med. Reinhard Schneiderhan
und Kollegen**
Eschenstraße 2
82024 München-Taufkirchen
www.orthopaede.com
Telefon 089 / 61 45 10-0
Fax 089 / 61 45 10-12

**Regionales Schmerzzentrum DGS –
München
Dr. med. Martin Gessler
Dr. med. Reinhard Schneiderhan**
Cosimastraße 4 · 81927 München
www.orthopaede.com
Telefon 089 / 91 88 70
Fax 089 / 91 40 28

**Verband der Osteopathen
Deutschland e.V. (VOD) e.V.**
Untere Albrechtstraße 15 · 65185
Wiesbaden
www.osteopathie.de
Telefon 06 11 / 91 03 66-1
Fax 06 11 / 91 03 66-2

**Wirbelsäulenliga e.V.
Geschäftsstelle München**
Widenmayerstraße 29 · 80538 München
www.wirbelsaeulenliga.de
Telefon 089 / 21 09 69-66
Fax 089 / 21 09 69-69

Wirbelsäulenzentrum München
Eschenstraße 2
82024 München-Taufkirchen
www.wsz-muc.de
Telefon 089 / 66 63 64-0
Fax 089 / 66 63 64-16

DER RÜCKEN-BESTSELLER
von **Dr. med. Reinhard Schneiderhan**,
Präsident der Deutschen Wirbelsäulenliga

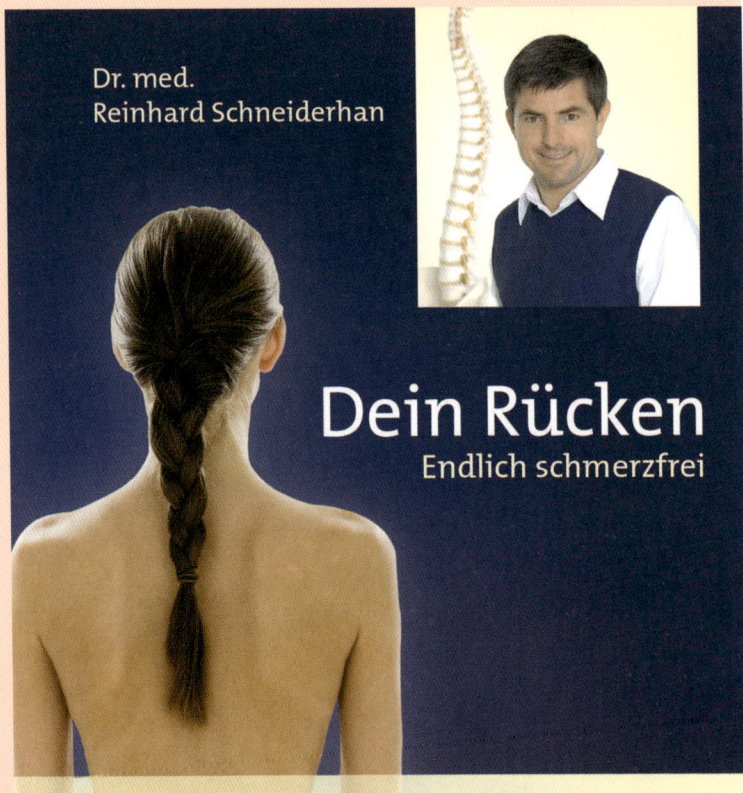

In Ihrer Buchhandlung

»Dein Rücken«, 264 Seiten, reich bebildert,
ISBN 978-3-9802389-2-2 – Preis: 19,90 EURO

KLAUS OBERBEIL VERLAG